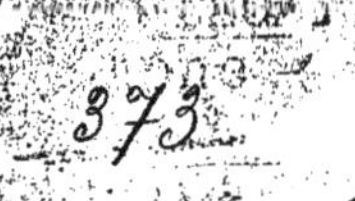

DES

TUMEURS MUSCULAIRES

DE L'ESTOMAC

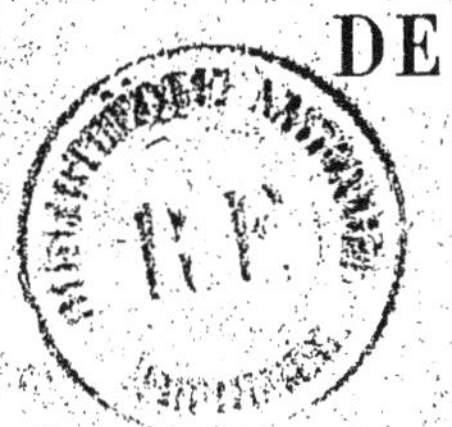

PAR

Le Dr Antoine GIULIANI

Ex-Interne suppléant des Hôpitaux de Lyon,
Interne de l'Hôpital Saint-Joseph.

LYON

A. REY & Cie, IMPRIMEURS-ÉDITEURS DE L'UNIVERSITÉ
4, RUE GENTIL, 4

—

1904

DES

TUMEURS MUSCULAIRES

DE L'ESTOMAC

DES

TUMEURS MUSCULAIRES

DE L'ESTOMAC

PAR

Le Dr Antoine GIULIANI

Ex-Interne suppléant des Hôpitaux de Lyon,
Interne de l'Hôpital Saint-Joseph.

LYON

A. REY & Cie, IMPRIMEURS-ÉDITEURS DE L'UNIVERSITÉ
4, RUE GENTIL, 4

1904

A MON PÉRE et A MA MÉRE

En témoignage de ma reconnaissance
et de mon amour filial.

A MES FRÈRES

AVANT-PROPOS

Au début de ce travail, je tiens à remercier mes
Maîtres des Hôpitaux et de la Faculté. J'ai passé une
de mes premières années d'hôpital dans le service de
M. le professeur agrégé Vincent, chirurgien-major de
la Charité ; je n'ai pas oublié le charme que j'éprouvai
à être son élève, ni l'intérêt qu'il voulut bien me témoi-
gner ; je le prie de croire à ma reconnaissance. Mes
remerciements vont ensuite à mes Maîtres de l'ex-
ternat ; MM. les professeurs agrégés Rollet, Villard et
Bérard, chirurgiens des hôpitaux. Pendant mon année
d'internat provisoire, j'ai eu la bonne fortune d'être
pendant près d'un semestre l'interne de M. le professeur Weill à la Charité, et de passer dans les services
de M. le professeur Pollosson, chirurgien-major de
l'Hôtel-Dieu, suppléé par M. le professeur agrégé
Durand, chirurgien des hôpitaux, de M. le professeur
agrégé Roques, médecin des hôpitaux, et de M. le
professeur Gayet ; j'ai retiré de l'enseignement de ces
Maîtres un vrai profit, dont je les remercie.

A l'hôpital Saint-Joseph, j'ai passé six mois dans le

service de M. le Dr Clément, médecin en chef, dont l'enseignement clinique m'a été très précieux ; je suis actuellement l'élève de MM. les Drs Goullioud et Rafin, chirurgiens de l'hôpital. Le premier m'a donné le sujet de ma thèse et aidé de ses conseils ; qu'ils veuillent bien tous croire à ma reconnaissance et à mon dévouement.

Enfin, j'adresse un affectueux souvenir à mes frères qui ont été toujours mes meilleurs amis, en particulier au Dr Giuliani, en compagnie duquel j'ai vécu six années de mes études médicales.

Je remercie M. le professeur Maurice Pollosson de l'honneur qu'il m'a fait en acceptant la présidence de ma thèse.

DES
TUMEURS MUSCULAIRES
DE L'ESTOMAC

INTRODUCTION

L'étude des tumeurs musculaires du tube digestif est de date relativement récente ; il n'en est guère question dans la Bibliographie que depuis 1858, époque à laquelle Förster décrivit un cas de myome de l'estomac. A ce propos, cet auteur sépara, dans les tumeurs du tube digestif, celles qui sont composées anatomiquement de tissu musculaire, des tumeurs du tissu conjonctif (fibromes de Verneuil). Il proposa en même temps de donner à ce genre de tumeurs le nom de *myomes*, comme Virchow le fit pour l'utérus. Avant lui, cependant, d'autres auteurs avaient décrit des tumeurs de cette nature. En 1843, Vogel, dans son *Histologie pathologique*, décrivit une tumeur de l'estomac, trouvée par lui dans une autopsie, tumeur du volume d'un ganglion, siégeant sur la petite courbure de l'estomac et composée microscopiquement de fibres musculaires lisses mêlées à du tissu conjonctif.

Deux années après Forste, la question est reprise par Sangalli, qui attira l'attention sur un mode de guérison de ces tumeurs par *calcification ;* Virchow en fait ensuite une étude détaillée ; il distingue dans l'estomac les myomes qui se développent dans sa cavité, myomes internes, de ceux qui végètent extérieurement, myomes externes. De plus, il étudie minutieusement l'étiologie et l'histogénèse de ces tumeurs ; il précise leur évolution, les unes gardant leur caractère bénin, les autres se développant rapidement, comme les tumeurs malignes, et perdant, d'après Virchow, leurs caractères de myomes, pour devenir des myo-sarcomes. Depuis cet auteur, l'anatomie pathologique s'occupe des tumeurs musculaires de l'estomac. En 1876, Brodowski fait paraître une remarquable observation de myosarcome de l'estomac avec généralisation hépatique.

. Quelques années plus tard, à Lyon, Goullioud et Mollard présentent à la Société de chirurgie une tumeur de l'estomac opérée par M. Laroyenne et généralisée au péritoine, tumeur reconnue par M. Bard comme une tumeur musculaire lisse, mais de nature maligne, à cause de sa généralisation et des caractères de sa structure. Depuis, des observations de myomes de l'estomac ont été publiées en Allemagne ; Niemeyer et Kemke attirent l'attention sur un nouveau symptôme dangereux de ces sortes de tumeur, à savoir des hémorragies mortelles ; plus récemment, Pernice, Geissler, Herhold ont décrit des sténoses pyloriques et duodénales, analogues aux sténoses cancéreuses et produites par des myomes internes pédiculés de l'estomac et de l'intestin. Dans ces dernières années ont paru des observations relativement nombreuses de grosses tumeurs musculaires, sortant de l'estomac et envahissant, par leur augmentation de volume, toute la cavité abdominale ; une des plus remarquables est celle de notre maitre, M. Goullioud, parue en 1903. Cette dernière est intéressante surtout par les résultats obtenus ; par une pylorectomie, la tumeur fut extirpée, et les suites opératoires furent bonnes.

Dans le travail de Steiner, qui date de 1898, on ne trouve signalées que cinq extirpations de léiomyomes de l'estomac dues à Nicoladoni, Erlach, Eiselsberg, Kunze et Herold.

Deux malades seules ont guéri ; ceux d'Eiselsberg et d'Hérold ; la malade de Kunze étant morte de pneumonie, celle de Nicoladoni des suites d'une perforation au niveau de la suture du côlon transverse, qu'il avait dû réséquer. Nous n'avons pas le résultat de l'opération d'Erlach.

Comme on le voit, l'étude des myomes de l'estomac a été surtout faite en Allemagne. Steiner y a fait paraître un remarquable travail d'ensemble (Ueber Myome des Magens-Darmkanals. *Beitrage zur klinischen Chirurgie*, 1898), auquel nous avons fait de nombreux emprunts.

En France, à part les observations de M. Goullioud et quelques rares faits de myomes de l'estomac trouvés à l'autopsie, nous n'avons pas trouvé d'étude des myomes de cet organe, soit dans les traités spéciaux, soit dans les traités de chirurgie générale. -

CHAPITRE PREMIER

ÉTIOLOGIE — PATHOGÉNIE

C'est une remarque intéressante à faire dans l'organisme que, malgré la prédominance très marquée du
muscle strié, les tumeurs de ce genre de tissu sont
bien moins fréquentes que les tumeurs musculaires
lisses. Ces dernières se voient à chaque instant, chez
la femme surtout, dont les myomes utérins sont d'une
fréquence extrême, mais elles se voient aussi chez
l'homme, chez lequel les myomes du tube digestif ont
été observés, bien que Virchow dise que le myome
lævi-cellulaire soit surtout et presque toujours l'apa-
nage du système uro-génital. Quoique la description
des myomes de l'estomac ne date encore que d'hier,
leur étude n'en est pas moins intéressante, car ils produisent dans cet organe des symptômes cliniques, que
l'on attribue généralement à l'existence d'un cancer ou
d'un ulcère, ce qui est d'autant plus légitime quelquefois que la tumeur s'est comportée par son développement rapide et sa généralisation comme une tumeur
maligne.

Leur fréquence n'est cependant pas bien grande ;
aussi ne faut-il pas s'étonner s'ils ont passé entièrement
inaperçus jusqu'à Virchow et si quelques auteurs met-

tent leur existence en doute. Cette rareté vient peut-
être de ce que la plupart des observateurs négligent
de rechercher dans les tumeurs polypeuses de l'estomac
ou de l'intestin la présence possible de fibres musculaires lisses. A ce propos, il est assez curieux de noter
que les auteurs se rangent en deux parties; les uns,
comme Förster, Hénocque, Laboulbène, Virchow,
König, Lancereaux, Ziegler, Cornil et Ranvier, Geissler,
regardent les léiomyomes comme quelque chose de
très rare ; d'autres, au contraire, comme Nélaton, Perls,
Vogel, Weichselbaum, Lubarsch, les donnent comme
un produit pathologique fréquent. Steiner, dans son
travail si complet sur les *Myomes de l'estomac et de
l'intestin*, dit en avoir trouvé 44 cas, dont la moitié a
été une trouvaille d'autopsie. Sur ces 44 cas, 21 se
rapportent à l'estomac. Dans ces 21 cas, les malades
étaient indistinctement jeunes ou vieux, sans que l'on
ait pu constater une fréquence plus grande d'un côté
que de l'autre. Aussi actuellement ne peut-on plus
être de l'avis de Virchow qui prétendait que le *myome
lævi-cellulaire* est propre au grand âge et qu'on n'en
trouve jamais dans la jeunesse, ni de celui de Lübarsch,
pour qui le développement de ces tumeurs se faisait
pendant la seconde moitié de la vie. Mais à ce point de
vue, il est à remarquer que notre statistique ne prouve
pas grand'chose, si l'on pense que la moitié des tumeurs observées ne l'a été que pendant des autopsies.
Et pour les autres, il peut se faire qu'on n'ait fait leur
constatation clinique qu'après une longue période de
latence.

La tumeur, en effet, a pu se développer depuis longtemps, et ne devenir gênante que très tard, surtout s'il s'agit d'un myome externe, comme ceux qui ont été fréquemment observés. Aussi est-il difficile de conclure et de dire s'il est un âge de prédilection pour l'apparition des myomes de l'estomac.

L'un ou l'autre sexe est-il plus fréquemment atteint? C'est aussi difficile à décider. Floersheim pense que ces tumeurs se présentent de préférence chez la femme. Dans la statistique de Steiner, on compte autant d'hommes que de femmes.

Ces notions n'ont donc rien de précis, et elles ne le deviendront que lorsque des statistiques plus rigoureuses auront été faites.

La même incertitude règne lorsqu'il s'agit de découvrir le mécanisme pathogénique des myomes de l'estomac. A ce propos, les auteurs sont divisés ; alors que les partisans de Virchow se rangent avec leur maître à la théorie irritative, Conheim entraîne à ses idées sur l'origine des tumeurs un nombre considérable d'histologistes.

Examinons les divers arguments qui sont donnés en faveur de l'une ou de l'autre de ces théories :

Pour Virchow, la tumeur musculaire de l'estomac se développe sous l'influence d'irritations locales qui atteignent la tunique musculeuse. Ces irritations procèdent par poussées ; à chacune d'elles le myome s'accroît d'une nodosité nouvelle ; aussi explique-t-on facilement de la sorte les nombreuses bosselures que l'on observe sur ce genre de tumeurs ; et si l'on pense que l'estomac est très exposé à toutes sortes d'irritations, que son système vasculaire est très riche, on conçoit que ces tumeurs se développent facilement. Ces irritations proviennent soit de traumatismes, soit de lésions anciennes de la muqueuse, soit encore des désordres que provoquent dans les parois artérielles ou dans le sang, des intoxications comme la syphilis ; ces lésions vasculaires sont considérées par Winkel et par Goltschalk comme la plus fréquente des causes irritatives. La clinique semble être quelquefois favorable à la thèse de Virchow ; parmi les 51 cas, rassemblés par Steiner, de myomes de l'estomac ou de l'intestin, il en existe 19 où l'on put constater des inflammations anciennes de l'estomac, catarrhes chroniques, tuberculose, syphilis, gravidité ; deux fois, on constate chez le malade de violents efforts, une fois un corps étranger de l'estomac.

Evidemment toutes ces causes peuvent entrer en ligne de compte, mais il est difficile de comprendre comment un traumatisme peut provoquer dans l'ancienne tunique musculeuse un nouveau corps musculeux absolument distinct ?

D'autre part, la coïncidence dans un estomac d'une inflammation et d'une tumeur musculaire ne prouve pas une dépendance entre les deux. Tout au plus peut-on admettre que l'inflammation a pu, en irritant le noyau primitif de la tumeur, la pousser à un développement plus grand.

Il est donc vraisemblable que la théorie de Virchow ne suffit pas à expliquer le développement des myomes de l'estomac ; examinons maintenant si celle de Conheim peut expliquer davantage.

Dans une théorie célèbre, Conheim refuse aux tissus

adultes le pouvoir de donner naissance à des tumeurs ;
ce pouvoir, il ne le donne qu'aux tissus embryonnaires ;
aussi, lorsqu'une tumeur se développe chez l'adulte
dans tel ou tel organe, ce sont les cellules embryonnaires incluses dans les parois de cet organe qui en sont
la cause ; les cellules, après avoir vécu longtemps d'une
vie latente, voient leur activité se réveiller sous l'influence d'une cause occasionnelle inconnue.

Ribbert se rallie à cette théorie, qui explique, dit-il
la formation des myomes utérins, mais il passe sous
silence les myomes de l'estomac.

D'autres auteurs l'admettent et ils trouvent une
preuve de leur origine congénitale dans une remarquable préparation de Lockvood ; ce dernier trouve, en
opérant une femme de trente ans, un myome déjà
calcifié dans le voisinage du canal vitellin, encore
conservé. Lubarsch, Mercer ont décrit, le premier un
myome utérin coïncidant avec un myome kystique de
la région pylorique ; le second un myome du duodénum
développé en même temps qu'un myome de l'utérus.
Ils expliquent ces coïncidences par une dispersion de
germes embryonnaires dans différents organes. Certains auteurs trouvent un argument en faveur de cette
théorie dans l'existence de myomes kystiques de
l'utérus ou du tube digestif. Babes, Hauser, Reckling-
hausen expliquent l'origine de ces formations kystiques par l'existence de follicules épithéliaux embryonnaires, dérivés du revêtement muqueux, et inclus dans
le tissu, qui donnera naissance au myome. Lubarsch
cite un cas de léiomyome de l'estomac où se trouvaient
des lobules du pancréas et des conduits excréteurs du

pancréas proliféré. Pour Orloff, l'épithélium glandulaire déplacé agit comme un agent irritant pour le tissu musculaire dans lequel il se trouve inclus.

En faveur de ces théories, il est bon de constater que les léiomyomes se développent de préférence dans l'utérus, le tube digestif et la peau, régions qui sont très riches en éléments glandulaires, néanmoins ; la théorie de Conheim, qu'on veuille l'appliquer aux myomes utérins ou aux myomes gastriques, « est purement hypothétique, et tombe devant ce fait que les tumeurs nées des cellules de l'embryon présentent une structure spéciale et typique et diffèrent radicalement de celle des tumeurs qui naissent des cellules de l'organisme adulte » (Bard). Aussi faut-il rejeter, faute de preuve, la possibilité de l'origine embryonnaire des léiomyomes de l'estomac ; le tissu qui leur donne naissance est ici, comme pour toutes les tumeurs, le même tissu adulte que celui qui les constitue, c'est le tissu musculaire lisse, capable, sous des causes diverses et mal connues, de donner naissance à des tumeurs à toutes les périodes de la vie.

CHAPITRE II

HISTOGÉNÈSE

On a essayé d'appliquer aux myomes de l'estomac les théories histogénétiques, édifiées pour expliquer le développement des myomes en général. Nous ne citerons que pour mémoire la théorie de Rokitanski, pour qui les tumeurs musculaires lisses sont des néoplasmes du tissu conjonctif ; et nous nous arrêterons davantage à la théorie vasculaire, soutenue en France par Pilliet et, en Allemagne, par Klebs, Gottschalk.

D'après ces auteurs, la néoformation de cellules musculaires lisses se fait parallèlement aux vaisseaux; les noyaux primitifs de la tumeur naissant par prolifération du tissu conjonctif et du tissu musculaire de ces derniers, ou bien ce sont des cellules rondes échappées des capillaires qui se changent en cellules musculaires lisses. Gottschalk fonde cette théorie, sur ce que, en examinant des noyaux primitifs de myomes de l'estomac, il aurait pu suivre les rapports du tissu du myome et des gros vaisseaux. Il s'agissait de petites tumeurs, dont les fibres musculaires se groupaient autour d'une artère épaissie. Ces examens ne suffisent pas pour affirmer une pareille origine ; cette théorie n'explique pas pourquoi les myomes ne se constatent que dans l'utérus, le tube digestif et dans la peau, et non dans d'autres parties du corps, où les vaisseaux existent bien aussi cependant.

On peut remarquer en passant combien il est étrange que l'on ait cherché l'origine des myomes de l'estomac dans des vaisseaux ou le tissu conjonctif de la paroi gastrique, alors que dans celle-ci le tissu musculaire lisse existe en proportion notable. Aussi vaut-il mieux chercher cette origine dans les cellules musculaires lisses de la paroi gastrique et accepter l'opinion de Virchow, pour qui cette origine est indiscutable. La théorie de Virchow a été adoptée par un grand nombre d'auteurs. On s'est efforcé de trouver comment le tissu musculaire normal se modifiait pour donner naissance à de pareilles tumeurs. Pour Förster et Virchow, leur production se fait par division des cellules musculaires ordinaires. Les relations intimes des couches musculeuses de l'estomac et du tissu de la tumeur se voient très bien, d'après eux, dans leurs préparations ; Böttcher, Brodowski, Pernice, Lode et Fenger ont pu suivre macroscopiquement et microscopiquement le passage insensible des couches musculaires de l'estomac dans la masse du myome. Steiner a constaté le fait dans trois cas de myome de l'estomac, du jéjunum et de l'appendice.

Le passage de la couche musculeuse longitudinale dans la tumeur se faisait très nettement par des faisceaux musculaires rayonnant. Il put constater, au point de passage, la multiplication des éléments cellulaires normaux, qui devenaient plus épais, deux ou trois fois plus gros que des cellules musculaires normales, avec des noyaux très apparents.

Tous ces faits semblent plaider en faveur de cette dernière théorie.

CHAPITRE III

ANATOMIE PATHOLOGIQUE

Au point de vue anatomique, les myomes de l'estomac offrent un intérêt particulier, intérêt résidant surtout dans leur étude structurale, dans les modifications que subit cette structure jusqu'à production de tumeurs considérées par les uns comme des myosarcomes, par les autres comme des léiomyomes devenus malins.

I. Structure macroscopique.

Macroscopiquement, le léiomyome de l'estomac peut être ou interne ou externe. Cette division, établie par Virchow, a été reconnue vraie. Mais qu'il soit interne ou externe, son point de départ est le même. Commençant, comme l'indique Förster, par un petit noyau à l'intérieur de la tunique musculeuse de l'estomac, il produit dans la continuité de cette paroi un gonflement noueux, semblable, suivant la remarque de Virchow, à un névrome sur le trajet d'un nerf ; en augmentant de volume, cette petite bosselure qui peut rester stationnaire un certain temps, repousse les couches périphériques de la paroi stomacale. Ou bien il refoule la séreuse pour devenir extra-musculaire *(myomes externes)*, ou bien il repousse en dedans la muqueuse pour devenir interne *(myomes internes).*

a) Myomes internes. — Ceux que l'on a observés se sont trouvés tous, sauf un, soit sur la petite, soit sur la grande courbure. Une seule fois, le point d'implantation se trouvait dans la région pylorique. Leur grosseur est très variable et va du volume d'une lentille à celui d'un œuf de poule ; leur forme aussi est très variable ; au début, c'est une petite tumeur hémisphérique ou en forme d'amande, faisant saillie de plus en plus hors de la paroi, et arrivant à former dans la cavité de l'estomac une grosse tumeur arrondie, en relation avec la couche musculeuse par des faisceaux musculaires, groupés irrégulièrement et possédant des directions variées ; on les reconnaît souvent à l'œil nu ; « ils rayonnent, suivant l'expression de Bottcher, comme de petites racines, vers la couche musculeuse ». Souvent cependant ces liens musculaires, qui réunissent la tumeur à la couche musculeuse n'existent pas, la tumeur se sépare de son point d'origine, elle repousse la muqueuse dont elle s'est coiffée, l'étire de plus en plus jusqu'à ce qu'elle soit pédiculée ; on a alors le myome pédiculé ou myome polypeux. Cette variété se présente souvent ; le pédicule peut devenir long, et la tumeur s'interposant au niveau d'un orifice, qui est le plus souvent le pylore, détermine un rétrécissement pouvant aboutir à une sténose complète. Le pédicule peut contenir des éléments musculaires ; c'est ce qui se voit, lorsqu'il est court et trapu ; lorsqu'il est long et mince, les fibres musclaires ont disparu ; il n'est plus constitué alors que par la muqueuse et du tissu conjonctif. En général, la consistance du myome est dure ; le myome interne a une surface lisse et unie ; sa forme est sphérique ; on y observe rarement des bosselures. A la coupe, le tissu est modérément dur, rougeâtre et uni.

b) MYOMES EXTERNES. — Ceux-ci présentent des caractères anatomiques spéciaux, diffèrent des précédents par leur volume, leur base d'implantation et leur forme. Ils sont aussi fréquents que les internes et affectent, comme siège de prédilection, la grande courbure, dans la région du cardia le plus souvent ; on les voit aussi quelquefois dans la région pylorique, comme dans l'observation II. La paroi postérieure a été le siège d'un myome, une fois, d'après Steiner, ainsi que la petite courbure. Ce sont des tumeurs à large base d'implantation sur la courbure, d'où elles se dirigent vers la cavité abdominale après s'être développées dans le tissu sous-séreux, et avoir refoulé la séreuse ; souvent, ainsi que nous le remarquerons dans les observations, elles s'infiltrent entre les deux feuillets du grand épiploon, se développent en ayant sur leur face antérieure, le feuillet pariétal, et sur leur face postérieure le feuillet viscéral ; leur surface n'est pas unie, comme celle des myomes internes, mais au contraire bosselée, les bosselures pouvant être quelquefois très nombreuses.

Leur volume dépasse le plus souvent celui des tumeurs précédentes ; quelquefois on les voit occuper tout un hypocondre ; souvent elles descendent dans la cavité abdominale pour arriver presque jusqu'à la symphyse pubienne ; dans leur développement, elles con-

tractent des adhérences avec les divers feuillets du péritoine. et les viscères, tels que la rate, le pancréas.
Leur volume varie de celui d'une noix à celui d'une
tête d'enfant; ils s'accroissent par apparition successive
de bosselures nouvelles sur la tumeur primitive. Si
l'on étudie leurs rapports avec la paroi musculeuse de
l'estomac, on constate leur dépendance étroite ; les
fibres de la tumeur se continuent directement avec
celles de la couche lisse de la paroi gastrique. Souvent, lorsque leur volume est devenu considérable,
cette couche est étirée vers la tumeur, et en examinant la surface de la muqueuse, on voit celle-ci tirail-
lée, déprimée par suite de la traction opérée par la
tumeur.

Les myomes externes, en refoulant la séreuse, peuvent aussi devenir pédiculés ; le pédicule peut contenir du
tissu musculaire ou seulement du tissu conjonctif; il est
à remarquer que les myomes externes pédiculés n'ont
jamais un volume aussi considérable que les autres ;
pour Steiner, ils atteignent rarement 5oo grammes.

Leur mobilité existe toujours ; et il est très rare que
les adhérences deviennent assez étendues pour l'em-
pêcher.

De consistance variable, dure assez souvent, molle
lorsque des métamorphoses se passent dans leur constitution, les myomes externes ont une surface de
section unie quand la tumeur est petite, montrant des
couches stratifiées de tissu musculaire, granuleuse, au
contraire, avec des points ramollis et même des cavités
kystiques, lorsqu'il s'agit de tumeurs volumineuses.

Les léiomyomes de l'estomac sont, en général, uniques ; Virchow en a abservé cependant de multiples, sans qu'on puisse expliquer cette multiplicité. De même, on observe rarement la coexistence de myomes internes et de myomes externes.

Ce qui arrive quelquefois, c'est de voir les myomes externes se développer en même temps du côté de la muqueuse, bomber dans la cavité stomacale ; il peut se produire alors une usure de la muqueuse et des pertes de substance au même niveau.

Une chose importante à noter est la modification qu'apportent dans la configuration de l'estomac les grosses tumeurs. Par leur poids, elles tiraillent la paroi, allongent l'organe, si bien que dans quelques observations, on a noté un estomac allongé en forme d'intestin jusqu'au-dessous de l'ombilic.

Les caractères macroscopiques que nous avons décrits établissent une différence bien nette entre les myomes internes et les myomes externes ; il existe cependant pour les deux espèces des particularités qui peuvent leur être communes, particularités concernant l'aspect macroscopique du tissu à la coupe.

Celui-ci est, en général, gris rose, correspondant à la coloration du tissu musculaire lisse normal ; quand il y a suffisamment de tissu conjonctif, celui-ci donne à la coupe un aspect blanchâtre, nacré, réfringent. Lorsque les vaisseaux y sont en quantité considérable, la coloration devient de plus en plus rouge ; quelquefois ces derniers y sont en quantité telle qu'ils donnent au tissu l'apparence d'un angiome. Des hémorragies peuvent même se produire dans le tissu.

Ce ne sont pas là les seules modifications qui puissent se produire dans la tumeur. Il faut citer avec elles un état myxoïde qui peut fréquemment s'observer et la formation de cavités kystiques, dont nous donnerons plus loin l'explication.

II. Structure microscopique.

Avant d'aborder l'étude microscopique des myomes de l'estomac, nous devons les diviser en deux classes : dans la première rentreront la plupart d'entre eux, myomes qui ont été des trouvailles d'autopsie, ou qui n'ont provoqué du vivant du malade que des symptômes locaux ou généraux d'ordre bénin ; dans la seconde rentreront les tumeurs qui se sont comportées comme des tumeurs malignes. (Observations I, II, celles de Brodowski et Hansemann.) Le nombre de ces dernières est très limité, mais elles sont suffisantes pour prouver qu'il existe des *léiomyomes malins*, nous disons léiomyomes malins, parce que, contrairement à l'opinion classique, ce ne sont pas des myomes transformés en sarcomes, mais bien des cancers musculaires lisses (Bard, Tripier, Paviot et Bérard, Devic et Gallavardin).

a) STRUCTURE MICROSCOPIQUE DES MYOMES BÉNINS. — Ils sont composés des mêmes éléments que la couche musculeuse normale de l'estomac, de fibres lisses et de tissu conjonctif. Mais la proportion des deux masses de tissu est bien inégale.

Le tissu conjonctif est peu marqué; il se compose surtout de fibres serrées, qui s'étendent entre les cellules musculaires disposées en faisceaux, les pressent les unes contre les autres de manière à déterminer la formation d'un réseau composé de faisceaux de fibres musculaires et de faisceau de fibres conjonctives. Cette constitution ne diffère pas de celle des myomes de l'utérus. Mais, dans la plupart des cas, le tissu conjonctif n'est pas aussi marqué, et ce sont des faisceaux de cellules musculaires lisses qui prédominent, faisceaux se croisant dans différentes directions et sous des angles variés. Dans les myomes internes, il y a parfois absence ou peu de fibres conjonctives, qui sont lâches, et qui contribuent à donner à ces tumeurs une consistance molle, mais cette mollesse se rencontre surtout dans les myomes où l'élément vasculaire prédomine; ces tumeurs ne sont pas rares; à la coupe de certaines d'entre elles on a nettement l'apparition d'un angiome (obs. VI, XIII).

La tumeur, en se développant, a pu remanier et bouleverser les différentes couches isolées de la paroi stomacale. Voici, d'après Steiner, comment se comportent ces dernières :

Les modifications de la muqueuse sont très variables. Virchow (obs. XII) indique une usure totale au-dessus d'un myome externe de l'estomac; dans les autres cas, la muqueuse est hypertrophiée, épaissie, avec une prolifération des éléments cellulaires, une infiltration de cellules rondes et de nombreux vaisseaux augmentés de volume. Dans d'autres cas, on signale une atrophie totale de la muqueuse ou bien une destruction de l'épithélium et des glandes; parfois existent des lésions ulcéreuses. La *muscularis mucosæ* se comporte à peu près comme la muqueuse : tantôt elle est hypertrophiée, tantôt elle est atrophiée. L'état du tissu cellulaire sous-muqueux est aussi très variable et ne présente rien d'intéressant.

C'est dans l'état de la couche musculeuse que les modifications les plus profondes se produisent, différentes pour la couche circulaire et pour la couche longitudinale. Dans les myomes internes, la couche circulaire augmente d'épaisseur ; les fibres s'étendent en rayonnant pour former la masse principale de la tumeur ; pour les myomes externes, elle s'arrête à la périphérie de la tumeur. La tunique musculaire longitudinale se comporte d'une façon exactement opposée ; elle pénètre, pour les myomes externes, dans la masse de la tumeur et en forme le noyau. La tunique séreuse se comporte de façon variable ; dans le cas de Kunze (myome externe), et de Pernice (myome interne), elle enveloppait la tumeur et était fortement épaissie et infiltrée.

Évolution anatomique de ces tumeurs. — Leur développement est en général assez lent ; il arrive un moment où des processus particuliers peuvent en modifier la constitution ; les plus fréquents sont des hémorragies, un ramollissement œdémateux, la formation de cavités kystiques et des modifications inflammatoires aiguës.

Les myomes peuvent devenir très vasculaires (observations VII et VIII), et des hémorragies se produire dans l'intérieur du tissu, le sang se présentant à la coupe, soit frais, soit sous forme de foyers pigmentaires anciens, visibles microscopiquement, quelquefois aussi macroscopiquement. A ce propos, il faut mentionner un cas de Virchow, qui trouva dans une tumeur appelée par lui myosarcome de l'estomac une sorte de kyste adhérent, rempli de liquide sanguin et semblable à un hématome.

Quelquefois, les myomes de l'estomac peuvent présenter, comme les myomes de l'utérus, un œdème, qui a été considéré par Cruveilher comme le premier degré de la nécrose. Lorsque ce ramollissement œdémateux se produit, les fibres musculaires s'atrophient, et il se forme des sortes de cavités contenant un liquide jaunâtre, comme cela est rapporté dans plusieurs observations (Obs. Brodowski III et IV).

Ces points ramollis, qui sont en général des points myxoïdes, et ces zones kystiques se voient aussi, plus fréquemment encore, dans les myomes utérins; c'est sur ces derniers que MM. Paviot et Bérard en ont fait, il y a quelques années, l'étude détaillée et qu'ils en ont donné l'explication. Le terme de kystes appliqué à ces cavités remplies de liquide est inexact, car leur paroi n'est jamais revêtue de membrane, tapissée d'un épithélium sécrétant ; ce sont des pseudo-kystes. MM. Paviot et Bérard, dans leur travail sur le *Cancer musculaire lisse*, les considèrent comme des points d'accroissement de léiomyomes en évolution où les cellules jeunes acquièrent seulement peu à peu leurs caractères de fibres cellules adultes. C'est aussi pour eux un des caractères des myomes à évolution rapide, ayant un certain caractère de malignité. Et, de fait, à propos de l'estomac, on constate surtout des cavités pseudo-kystiques et des zones myxoïdes dans les myomes malins, ainsi que le prouvent les observations de Brodowski et d'Hansemann. En dehors de l'estomac les mêmes caractères s'observent dans les léiomyomes malins de l'utérus (observations de Paviot et Bérard), ou d'autres régions (Gangolphe et Duplant : *Tumeur maligne à fibres musculaires lisses développée dans la partie gauche du petit bassin).* Dans l'observation de ces derniers auteurs, des points myxoïdes se trouvaient même au sein des noyaux de généralisation. Devic et Gallavardin considèrent ces caractères comme un des caractères des léiomyomes malins dont nous allons maintenant étudier la structure.

b) STRUCTURE MICROSCOPIQUE DES LÉIOMYOMES MALINS. — D'après Virchow, le myome de l'estomac est capable, à un moment donné de son évolution, de prendre des caractères de malignité : accroissement rapide, envahissement ganglionnaire, métastases, caractères qui n'appartiennent pas en propre aux néoplasmes musculaires lisses, qui sont toujours bénins, mais à une transformation de la tumeur primitive en une nouvelle tumeur d'ordre malin qui est, dans le cas particulier, le sarcome. On a alors affaire à des myosarcomes. Les Allemands se rallient à cette théorie. La métamorphose du myome en sarcome est due pour eux à ce que, dans le tissu conjonctif interstitiel, se produit une prolifération de cellules rondes, qui prennent la place des fibres musculaires lisses. En France, cette idée est adoptée par certains auteurs. Pierre Delbet dit, dans l'article MYOMES, du *Traité de chirurgie,* que « lorsqu'un myome se comporte comme une tumeur maligne, c'est qu'il est devenu le siège d'un autre néoplasme malin ». Puis, il ajoute : « Goullioud et Mollard ont bien décrit un cancer musculaire de l'estomac et de l'épiploon, c'est-à-dire, une tumeur purement musculaire s'étant comportée comme un néoplasme malin.

« Plus récemment Condamin a décrit un néoplasme malin de l'utérus sous le nom de cancer diffluent à cellules musculaires du type embryonnaire. Ces deux cas nous viennent de Lyon. Ils ont été interprétés d'après les idées de Bard.

« Sans vouloir prétendre que l'interprétation soit erronée, il est cependant permis de supposer que les mêmes pièces examinées par d'autres histologistes auraient peut-être été considérées comme des sarcomes. »

Quoi qu'il en soit, et nous verrons plus loin ce qu'il faut penser de ces théories, l'existence de myomes malins de l'estomac est indéniable. Dans nos observations, nous en avons noté au moins quatre cas. Dans l'observation I, il s'agissait d'une tumeur musculaire de l'estomac, ayant donné naissance à une tumeur secondaire de l'épiploon de même nature. Le néoplasme s'était développé chez une femme de trente ans, qui entra en 1889, dans le service de Laroyenne, porteur d'une volumineuse tumeur abdominale. Cette tumeur remontait à deux travers de doigts au-dessus de l'ombilic et descendait jusqu'au détroit supérieur. Elle était mobile, bosselée, dure et indolore. La femme était pâle, amaigrie et fébricitante.

M. Laroyenne intervint ; il s'agissait d'une tumeur de l'épiploon, du poids de 2 kg. 650, ayant l'aspect d'un fibrosarcome. La malade succomba au choc opératoire six heures après l'opération.

A l'autopsie, pratiquée par MM. Goullioud et Mollard, on trouva, près de l'extrémité gauche de la grande courbure, en un point où la tumeur épiploïque était en contact avec la paroi stomacale, dans l'épaisseur de la couche musculaire de l'estomac, une petite tumeur molle, étalée, de la largeur d'une pièce de 2 francs et de quelques millimètres d'épaisseur. Elle était recouverte, du côté de la cavité stomacale, par une muqueuse, mobile sur elle, d'apparence saine; sa face péritonéale paraissait aussi normale. Aucune trace de généralisation. L'examen histologique, pratiqué par M. Bard, montra qu'il s'agissait d'une tumeur à fibres musculaires lisses, dont les cellules étaient, par places, à l'état adulte, fusiformes, avec un protoplasma clair, un noyau allongé, présentant une striation longitudinale. D'autres, au contraire, étaient plus embryonnaires, volumineuses, arrondies ou en massues, sans prolongements nets. La tumeur de l'estomac et la tumeur de l'épiploon présentaient la même structure, et, pour M. Bard, il s'agissait d'un cancer musculaire ayant formé une tumeur secondaire dans l'épiploon.

Ici, les caractères de malignité de la tumeur sont donnés par la généralisation au péritoine, et le caractère embryonnaire d'une partie des cellules.

Dans l'observation II, présentée par M. Goullioud au Congrès français de chirurgie de 1903, on a affaire à une tumeur opérée par lui. Ce néoplasme, ainsi qu'on le vit au moment de l'intervention, était du volume d'une tête de fœtus, avait son implantation sur l'extrémité droite de la grande courbure, près du pylore, et s'était développée entre les feuillets du grand épiploon. Elle paraissait une émanation directe de la couche musculaire et ne pouvait être bien enlevée que par une large pylorectomie. Celle-ci fut faite en dépassant largement l'implantation de la tumeur et surtout en réséquant toute la portion nécessaire du grand épiploon, pour bien circonscrire non seulement la tumeur, mais aussi plusieurs gros ganglions développés dans l'épaisseur de l'épiploon à sa base. On termina par une gastro-entéro-anastomose de Von Hacker. Le malade guérit.

M. Cade, qui pratiqua l'examen histologique, n'a pas hésité à admettre un léiomyome malin de l'estomac. Nous disons un léiomyome parce que, dans les points où la tumeur est le plus facile à caractériser, elle est constituée par des faisceaux de fibres musculaires lisses, très nets.

La malignité est histologiquement établie par ce fait que, dans d'autres points de la tumeur, les cellules prennent des formes embryonnaires, indiquant une active prolifération, mais surtout cette malignité est prouvée par l'examen des ganglions lymphatiques. Ces ganglions sont dégénérés et, au milieu de quelques cellules lymphoïdes du ganglion, on remarque des éléments cellulaires absolument comparables à ceux de certains points de la tumeur, à ceux précisément où les cellules sont le plus métatypiques, le plus embryonnaires. Cette généralisation aux ganglions lymphatiques doit être considérée, sans doute, comme un signe de malignité. Elle est exceptionnelle et ne se trouve pas dans les autres léiomyomes malins dont l'observation a été publiée.

Il existe deux autres cas de tumeurs musculaires de

l'estomac dont la nature maligne a été démontrée. Le premier est celui de Brodowski, considéré comme un myosarcome de l'estomac, avec des noyaux de généralisation dans le foie.

Il s'agissait d'une tumeur ovale pesant 12 livres, ayant de 30 à 40 centimètres de long sur 16 centimètres de large et 12 centimètres d'épaisseur. La tumeur était en continuité avec la grande courbure de l'estomac, disloqué et altéré en bas; son développement s'était fait entre les deux feuillets du grand épiploon qui lui adhéraient par places. A la coupe, se voyaient de nombreuses cavités kystiques, renfermant un liquide séreux. Au niveau de l'implantation de la tumeur, la muqueuse était ulcérée. On avait un épaississement de la couche musculeuse de la paroi, dont les fibres les plus externes se perdaient dans la tumeur. Le foie contenait des noyaux de généralisation de même nature que la tumeur stomacale.

A l'examen microscopique, on reconnut que la tumeur était formée de fibres musculaires lisses. Autour d'elles, dans les parties plus lâches qui les environnaient, se voyaient des cellules « ayant, dit Brodowski, par places, la forme de cellules fusiformes et, dans d'autres endroits, la forme de cellules fibro-sarcomateuses. » La partie sarcomateuse du néoplasme envahissait le tissu cellulaire, situé d'ailleurs entre les faisceaux de fibres musculaires lisses.

Les cavités pseudo-kystiques étaient dues à des points de ramollissement de la tumeur.

Les noyaux de généralisation hépatiques présentaient la même constitution histologique que la tumeur de l'estomac. Cependant, on pouvait trouver dans un plus grand nombre de points des éléments sarcomateux ; mais ailleurs se présentaient aussi, sur la coupe, des points presque exclusivement constitués de faisceaux entre-croisés de fibres musculaires lisses.

La généralisation constatée dans ce cas est la meilleure preuve de la nature maligne de la tumeur stomacale.

Il faut rapprocher du cas de Brodowski celui aussi probant de Hansemann. Il s'agissait d'un homme de quarante-sept ans qui présentait des signes cliniques de cancer d'estomac avec des métastases dans le foie.

On trouva à l'autopsie une tumeur de l'estomac avec des noyaux de généralisation dans le foie, le pancréas et dans le péritoine, au niveau de l'appendice. L'examen histologique démontra que la tumeur de l'estomac et les autres noyaux avaient la structure des myomes avec une forte prolifération de cellules. Hansemann admet que la tumeur primitive siégait à l'estomac et que les autres tumeurs devaient être considérées comme des noyaux métastatiques.

On peut rattacher à ces observations quelques cas de tumeurs considérées par les auteurs comme des myosarcomes, en particulier une observation de Virchow (obs. XII) et une d'Eiselsberg (obs. XIX). Mais dans ces faits la malignité n'est pas aussi nette que précédemment.

Les tumeurs que nous venons de décrire sont, pour ainsi dire, typiques comme tumeurs malignes ; elles ont toutes comme caractères de se généraliser, les unes aux ganglions, les autres aux divers organes ;

elles présentent dans leur constitution histologique des cellules embryonnaires, considérées en Allemagne et par quelques auteurs français comme des cellules sarcomateuses, provenant d'une métamorphose des cellules musculaires.

Ces petites cellules rondes ne sont en réalité que des cellules musculaires jeunes, dans une tumeur en voie de prolifération rapide, cellules qui donnent, en fin de compte, naissance à des fibres musculaires adultes. Jusqu'à M. Bard, dont la doctrine de la spécificité cellulaire allait contribuer à mettre en lumière l'existence de léiomyomes malins, on considérait tout myome comme une tumeur bénigne ; aussi, lorsque ce néoplasme prenait des caractères malins, on disait qu'il avait dégénéré, qu'une nouvelle néoplasie, d'espèce cellulaire différente, s'était greffée sur la première, que le myome était devenu un myosarcome. Les travaux de MM. Paviot et Bérard, ceux plus récents de MM. Devic et Gallavardin ont démontré que tout myome pouvait être malin, en conservant malgré cela sa constitution histologique de tumeur musculaire lisse, sans adjonction de cellules nouvelles, dites sarcomateuses.

Les premiers de ces auteurs ont démontré qu'au point de vue histologique, les petites cellules rondes, les cellules fusiformes, considérées par les auteurs comme des cellules sarcomateuses, et les fibres musculaires lisses ne sont que des stades successifs du développement d'un même élément, la fibre-cellule musculaire. Ils ont étudié ces transformations sur des myomes malins de l'utérus contenant des zones myxoïdes ou pseudo-kystiques. Au lieu de donner à ces zones myxoïdes la signification de parties en voie de ramollissement œdémateux ou de nécrose, ils les considèrent comme des points d'accroissement de léiomyomes en évolution où les cellules jeunes acquièrent seulement peu à peu leurs caractères de fibres-cellules adultes. C'est sur ces zones, dont l'existence a été constatée dans des myomes de l'estomac (obs. Brodowski, Hansemann), que le mode d'évolution des cellules jeunes a été étudié.

Voici les résultats histologiques donnés à MM. Paviot et Bérard par l'examen de fragments constitués à la fois par une portion dure et par une zone de transition avec une portion myxoïde : « La portion dure est formée par des fibres musculaires lisses indéniables ; la portion myxoïde est constituée par des traînées ou des îlots fibrillaires de premier ordre dans lesquels apparaissent des cellules réduites à leur noyau. Dans les espaces que limitent ces îlots et ces traînées est un tissu grisâtre, par place granuleux ou givreux, constitué par des fibrilles très délicates, en écheveaux tortillés en tous sens, semés de rares cellules rondes à contours indécis.

Au fur et à mesure que l'on se rapproche de la portion dure, on voit les petites cellules rondes, réduites à leur noyau, devenir de plus en plus abondantes, couler pour ainsi dire des travées ou îlots primordiaux pour envahir les nappes finement fibrillées ; au fur et à mesure que les cellules augmentent de nombre, les fibrilles se tassent comme repoussées par cet envahissement ; elles se mettent par pinceaux, puis par

fuseaux ; enfin, aux confins mêmes de la nappe musculaire, les faisceaux fibrillés sont devenus plus denses et
les cellules fusiformes y apparaissent alors se conti-
nuant avec les tourbillons de la nappe musculaire. Ce
sont les mêmes volutes de cellules dans lesquelles
apparaît tout à coup la substance musculaire autour
des noyaux. »

Plus loin, les mêmes auteurs ajoutent, à propos des
métastases des léiomyomes malins, que « ces cas avec
métastases sont les plus démonstratifs et les plus aptes
à faire pénétrer dans l'esprit la conviction que le *cancer
musculaire lisse existe*, qu'il est diagnosticable histologiquement, en un mot qu'il *doit être à tout jamais
distrait de la classe des sarcomes* ».

Or, nous avons rapporté des cas de léiomyomes de
l'estomac avec métastases (cas de Goullioud et Mollard, cas de Goullioud, de Brodowski et de Hansemann). Dans tous, les noyaux de généralisation, gan-
glionnaires, péritonéaux ou viscéraux, présentaient
des fibres-cellules musculaires lisses aussi adultes que
dans la tumeur primitive.

Les cas lyonnais pourraient paraître à plusieurs
sujets à caution, puisqu'ils ont été interprétés d'après
les idées de Bard, mais ceux de Brodowski et de
Hansemann ont été interprétés d'après d'autres idées,
et cependant Brodowski vit dans les noyaux de généralisation des fibres musculaires lisses à côté de portions sarcomateuses.

A côté de ces observations concernant l'estomac,
on en trouve d'autres dans la littérature étrangère et
rapportées par Paviot et Bérard, observations qui

viennent confirmer la théorie des auteurs lyonnais, par exemple celle de Klebs[1] où un léiomyome produisit des métastases constituées par des fibres lisses, celle de Krische[2] où un myome utérin eut des métastases dans la voûte cranienne, le cœur, l'œil, l'intestin, l'estomac, les ganglions rétro-péritonéaux, les reins, l'utérus, les muscles, la peau, les os, le diaphragme, l'épiploon. Toutes les tumeurs, à l'examen pratiqué par Orth et par Merckel, apparurent comme des fibro-myomes purs ou des myomes. Dans une autre observation rapportée par Langerhans[3], il s'agissait d'un myome malin de l'utérus, généralisé aux deux poumons, où tumeur primitive et noyaux secondaires présentaient des fibres musculaires lisses.

A côté des myomes malins, viscéraux, on peut en citer d'autres à points de départ différents, celui décrit par MM. Gangolphe et Duplant, qui s'est développé dans la partie gauche du bassin, pour provoquer ensuite des métastases dans le poumon et dans le foie, ceux que rapportent MM. Devic et Gallavardin dans leur étude sur le léiomyome malin avec généralisation viscérale. Dans un premier fait, il s'agissait d'un myome de malignité relativement minime puisque sa durée remontait à plus de cinquante ans, mais réelle puisque la tumeur a récidivé cinq fois après l'ablation pratiquée par M. Vallas ; dans un second fait, c'était

[1] *Allgem. Pathol.*, I. 704.

[2] *Fall von Fibromyome des uterus mit multiplen Metastasen bei einer Geiterskrauken*, Inaug. Dissert, Goltingen, 1889.

[3] Langerhans, Myoma lævicellulaire malignum. *(Berliner medicinische Gesellschaft*, 1er mars 1893).

un léiomyome de la face externe de la cuisse ayant évolué en un an, récidivé trois fois, nécessité une amputation de cuisse et ayant par conséquent fait preuve d'une grande malignité. Enfin, dans une troisième observation, due à M. Devic, il s'agissait d'une femme ayant présenté depuis un an, un accroissement brusque d'une tumeur siégeant dans le tissu sous-cutané de la fesse gauche et chez laquelle se développèrent postérieurement des signes de généralisation viscérale. L'examen microscopique démontra qu'il s'agissait d'un léiomyome malin.

Nous avons rapporté tous ces faits pour montrer que le léiomyome est souvent capable de devenir malin, d'être un véritable cancer musculaire.

Existe-t-il, à part la généralisation, d'autres caractères histologiques propres aux myomes malins ? Pour les myomes de l'estomac, dont nous rapportons les observations, ceux qui présentent un caractère de malignité ont tous, dans leur constitution, des cellules de forme embryonnaire, indiquant une active prolifération. Il en est ainsi dans les observations I et II. Dans les observations III et IV, il est fait mention de zones myxoïdes et de cavités pseudo-kystiques, considérées par Paviot et Bérard comme spéciales aux myomes malins. MM. Devic et Gallavardin considèrent ce dernier caractère comme un signe de malignité, mais ils ont observé dans les tumeurs qui ont fait l'objet de leur étude, tumeurs sous-cutanées des caractères histologiques spéciaux et qui ne sont pas mentionnés dans l'examen histologique des léiomyomes malins de l'estomac,

Ces caractères histologiques résident tout d'abord dans un mode spécial de groupement des fibres-cellules, qui sont arrangées d'une façon beaucoup plus régulière que dans les myomes bénins ; d'autres part, ces fibres-cellules présentent une structure adulte ; ils n'ont pas noté dans leurs tumeurs ces zones constituées de cellules embryonnaires, qui sont pour ainsi dire constantes dans les tumeurs malignes de quelque ordre qu'elles soient ; c'est sur elles en général que l'on se base pour apprécier la malignité.

Aussi est-il curieux de noter dans des myomes malins cette disposition, exceptionnelle pour ainsi dire, ce qui ne permettra plus à l'avenir de se baser exclusivement sur le caractère adulte des éléments cellulaires d'une tumeur musculaire pour nier sa malignité. Les mêmes auteurs notent, en outre, l'absence de stroma conjonctif dans leurs tumeurs et une extrême pauvreté en vaisseaux.

L'absence de stroma conjonctif est notée expressément aussi dans notre observation I de myome de l'estomac ; dans l'observation II, le tissu conjonctif existait à peine ; dans les autres, il n'en est pas fait mention.

Les autres caractères considérés par Devic et Gallavardin comme des signes de malignité sont les points myxoïdes et les cavités pseudo-kystique (obs. Brodowski et Hansemann).

Ils signalent, en outre, l'existence possible de formations cellulaires géantes, qui ne sont pas signalées dans nos observations.

CHAPITRE IV

SYMPTOMES ET DIAGNOSTIC

Parmi les 26 observations de myomes de l'estomac,
que nous rapportons, il y en a 14 de myomes externes
et 12 de myomes internes. La plupart proviennent de
découvertes anatomiques faites ou bien par hasard, ou
bien sans que l'on ait pu faire préalablement un examen
clinique minutieux. Cliniquement, on n'a observé
que neuf ou dix cas.

I. Myomes internes. — Ce sont surtout les myomes
internes qui passent inaperçus du vivant du malade ;
ils évoluent presque toujours très insidieusement, et ce
n'est que lorsqu'ils ulcèrent la muqueuse ou qu'ils
rétrécissent le pylore qu'ils se révèlent cliniquement.
Ces phénomènes se sont produits dans cinq ou six cas.

Lorsque la muqueuse est ulcérée, il se produit des
hémorragies, pouvant simuler parfois par leur abondance
et les caractères du sang vomi les hématémèses
de l'ulcère de l'estomac. Ces hémorragies ont été notées
dans les observations XXIII et XVI, où l'on eut
affaire à un myome pédiculé de la grosseur d'une pomme
dans le premier cas et, dans le second cas, à un myome
de la grosseur du poing adhérent par une large base
à la petite courbure.

Lorsque la tumeur siège dans la région pylorique, elle détermine une sténose, soit à cause de son trop grand volume, soit à cause de la longueur de son pédicule, qui lui permet de s'engager dans l'orifice et quelquefois jusque dans le duodénum, comme dans le cas de Cornil (obs. XXV). On observe alors une augmentation de volume de l'estomac, des vomissements alimentaires abondants comme dans les sténoses cancéreuses. Dans l'observation XVII, due à Pernice, un myome développé juste au niveau du pylore obstruait complètement l'orifice ; le malade était âgé de soixante-quinze ans. On fit le diagnostic de sténose par cancer ; la mort survint rapidement. A l'autopsie, on reconnut plusieurs polypes internes, dont un avait amené une perforation stomacale par ulcération de la paroi.

Dans les cas de ce genre, le tableau clinique est dominé par la cachexie, les vomissements et la dilatation stomacale. Dans cette cetégorie, il faut encore ranger celui qui est rapporté par l'observation XXIV (Herhold) : une femme de trente-sept ans présentait des vomissements incoercibles après la moindre ingestion, vomissements qui nécessitèrent une intervention chirurgicale, au cours de laquelle on constata sur la paroi du pylore un myome de la grosseur d'une noix ; cette tumeur n'obstruait pas complètement le pylore, aussi faut-il penser que l'élément spasmodique tenait une grande part dans la production des vomissements. Ce cas est à rapprocher de celui de Poirier (obs. XXVII), concernant une femme considérée comme une cancéreuse, parce qu'elle présentait des signes de sténose complète du pylore. Il fut démontré par l'autopsie que la sténose tenait d'une part à un myome de la paroi, mais surtout à un spasme au niveau de l'orifice pylorique.

Il ressort de tout cela que les myomes internes de l'estomac ne donnent de signes cliniques que s'ils siègent au pylore. Lorsque ce siège se tient sur la petite ou sur la grande courbure, ils ne provoqueront des désordres chez les malades qu'après avoir causé des lésions de la muqueuse stomacale : inflammation pouvant occasionner de l'hyperchlorhydrie (obs. XXIV) et des douleurs ; ulcérations entraînant des hémorragies et même quelquefois une perforation mortelle. Mais ces phénomènes apparaissent rarement et, le plus souvent, le léiomyome interne de l'estomac a évolué insidieusement, ce qui explique qu'il ne soit si fréquemment qu'une trouvaille d'autopsie.

Aussi leur diagnostic se fait-il rarement; il est très malaisé, même lorsqu'ils sont implantés sur le pylore. Dans ce dernier cas, le diagnostic est à faire avec l'ulcère sténosant et avec le cancer. S'il n'y a pas au pylore de tumeur perceptible à la palpation, ce qui est la règle générale, il faudra faire le diagnostic avec l'ulcère, surtout si, comme dans le cas d'Herold (obs. XXIV), l'évolution du néoplasme s'accompagne d'hyperchlorhydrie ou d'hémorragies, signes qui sont caractéristiques de l'ulcère, avec les douleurs. Mais ces dernières peuvent exister dans le myome, comme dans le cas de Pernice (obs. XVII) où le malade souffrait beaucoup au niveau du creux épigastrique, avait une hyperacidité considérable et des vomissements qui se faisaient avec une forte sensation de brûlure, comme aussi dans le cas d'Herold (obs. XXIV), de Kemke (obs XXIII). Dans cette dernière observation, il s'agissait d'une femme âgée de soixante-dix ans, souffrant au moindre contact de la région épigastrique, ayant des hémorragies violentes ; l'autopsie fit constater un myome ulcéré de l'estomac. Les signes constatés chez ces divers malades devaient naturellement faire penser à un ulcère de l'estomac, plutôt qu'à une tumeur bénigne.

Un seul fait pourrait éveiller l'idée de l'existence d'une tumeur bénigne, siégeant au pylore, ce serait la constatation, au cours des phénomènes de sténose, de périodes de rémission au cours desquelles tout signe de rétrécissement disparaîtrait, pour reparaître ensuite brusquement et cesser de nouveau. On serait en droit alors de songer à l'existence d'un myome pédiculé, s'engageant dans le duodénum et en sortant tour à tour. Ces sténoses intermittentes n'ont pas été signalées dans les observations.

Quant au diagnostic avec le cancer, il est aussi difficile ; si la tumeur est perceptible à la palpation, et si l'on ne constate pas chez le malade un affaiblissement très marqué et progressif de l'état général ; surtout s'il ne se fait pas à la longue de généralisation, ganglionnaire ou viscérale, on peut considérer la tumeur comme une tumeur bénigne. Autrement, il faudra toujours faire le diagnostic de cancer. S'il y a, au cours de la maladie, des hémorragies répétées, sans constatation de tumeur stomacale, on fait, en général, le diagnostic de carcinome, après que l'on a éliminé l'hypothèse d'une affection œsophagienne (varices ou cancer), d'un anévrisme aortique et d'un ulcère stomacal.

II. Myomes externes. — Ici, le principal des signes et le premier en date est l'apparition d'une tumeur abdominale, avant tout autre symptôme fonctionnel du côté de l'estomac. Leur constatation est facile, parce qu'ils croissent vers l'extérieur, atteignent toujours un volume beaucoup plus considérable que les internes ; ils se développent le plus souvent sur la grande courbure, aussi la palpation les décèle-t-elle facilement. Dans 14 observations de léiomyomes externes, 8 sont sortis de la grande courbure (obs. II, III, VII, etc.), un de la paroi antérieure (Kunze, obs. VI), un de la petite courbure (Erlach, obs. XVIII), deux avaient leur siège dans la région pylorique (Goullioud, obs. II). (Sangalli, obs. IX). De leur base d'implantation, ces tumeurs se sont développées du côté de la cavité abdominale, qu'elles ont envahie lentement, leur évolution s'étant faite généralement en l'espace de deux, trois, quatre ans même.

A la palpation, on sentait des tumeurs dures, les unes lisses et unies, les autres bosselées ; leur volume variait de celui d'une orange à celui d'une tête d'homme ; elles étaient mobiles très souvent, bien limitées sur les côtés, moins bien limitées en haut et en bas. Dans quelques cas, on constatait la tumeur au niveau de l'ombilic ; d'autres fois au-dessous. Dans l'observation de Brodowki, la tumeur s'étendait de l'hypocondre gauche à la fosse iliaque droite, et était semblable à un utérus gravide. Dans l'observation d'Eiselsberg, elle s'étendait profondément dans le bas-ventre. Les limites en haut étaient variables ; on pouvait quelquefois observer que la tumeur se perdait du côté du foie ou de l'estomac et occupait tout le creux épigastrique ; quelquefois, il était impossible d'observer une dépendance avec l'estomac. Les limites inférieures étaient en général plus nettes, et se trouvaient toujours plus ou moins haut au-dessus de la symphyse pubienne, sans atteindre le bassin. Le toucher vaginal a toujours fait constater une indépendance absolue avec les organes génitaux, sauf dans le cas de Eiselsberg (obs. XIX), où la tumeur était si profondément engagée dans le bassin qu'il fut impossible de constater cette indépendance. Les observations de Goullioud se rapportent la première à une tumeur abdominale remontant à deux travers de doigts au-dessus de l'ombilic et descendant jusqu'au détroit supérieur. Elle était très mobile comme un utérus gravide, bosselée, avec une consistance à peu près semblable à celle des fibromes. La tumeur était absolument indolore, indépendante de l'utérus et des annexes, et sans rapports avec les reins, le foie, la rate et la paroi antérieure de l'abdomen. Dans la seconde observation, la tumeur siégeait dans l'hypocondre droit, dans la région de la vésicule, sans que l'on pût constater un rapport quelconque avec l'estomac.

Comme on le voit, il est assez difficile de préciser exactement le siège exact de ces tumeurs et de constater qu'elles appartiennent bien à l'estomac ; tout ce que l'on pouvait affirmer dans les différents cas, c'est que la tumeur était intra-péritonéale.

Du côté des troubles fonctionnels, a-t-on trouvé quelque chose de plus caractéristique? Ordinairement non, et les troubles gastriques sont ici bien plus rares et surtout moins marqués que dans les myomes internes ; il n'a jamais été noté ni hémorragies ni sténose pylorique, ce qui s'explique bien, puisque les tumeurs sortaient presque toujours de la petite ou de la grande courbure. Quelquefois on a noté des douleurs stomacales survenant irrégulièrement, suivies souvent de vomissements, signes provenant du tiraillement de l'estomac par la tumeur, tiraillement allant jusqu'à transformer l'estomac et à lui donner la configuration d'un côlon, c'est ce qui a été signalé dans l'observation XVIII où l'estomac, ainsi déformé, descendait jusqu'à la symphyse. Ces troubles gastriques sont mentionnés dans les observations, surtout dans celle de Kunze où les douleurs se présentaient par crises, avec des rémissions, durant plusieurs heures. A la longue, surviennent de l'amaigrissement et de la cachexie, surtout dans le cas de myome reconnu malin après l'opération ou à l'autopsie. Dans les observations I et II, la cachexie prédominait ; les malades n'avaient jamais présenté que des troubles digestifs vagues, avec des alternatives de diarrhée et de constipation.

Quelques auteurs mentionnent des signes particuliers. Ainsi Eiselsberg (obs. XIX), rapporte que sa malade avait, après l'ingestion des aliments, l'impression que de l'air voulait s'échapper de l'estomac, sans qu'elle eût envie de vomir.

Tous ces symptômes, soit physiques, soit fonctionnels, ne sont pas caractéristiques ; aussi ne faut-il pas s'étonner si le diagnostic de myome externe de l'estomac n'ait presque jamais été fait, et si le plus souvent l'on écarte rapidement l'hypothèse d'une tumeur de cet

organe. Dans le cas de Brodowsky, à cause des antécédents paludéens du malade, du siège de la tumeur,
on fit le diagnostic d'hypertrophie de la rate ; plus tard,
quand elle eut envahi les deux tiers de la cavité
abdominale, on la regarda comme un kyste hydatique
de la rate, parce qu'une ponction, déterminée par
l'existence de zones fluctuantes, ramena un liquide
séreux. Dans l'observation de Kunze, rien n'attirait
l'attention du côté du tube digestif; aussi fit-on le
diagnostic de tumeur du mésentère.

Erlach (obs. XVIII) fit le diagnostic de tumeur soit
du mésentère ou de l'intestin, après avoir écarté l'hypothèse d'une tumeur des organes génitaux. Eiselsberg,
dans son cas, considéra la tumeur stomacale comme
une tumeur de l'ovaire. Ces difficultés de diagnostic
provenaient le plus souvent du volume considérable de
la tumeur, ses adhérences souvent généralisées empê-
chant de constater la dépendance avec tel ou tel
organe.

Devant un tableau clinique aussi varié et aussi peu
caractéristique, faut-il conclure qu'il est impossible
de reconnaître un myome externe de l'estomac ?
Steiner répond que non et, d'après lui, on pourra
émettre l'hypothèse d'un myome externe quand se
présenteront les symptômes suivants :

1. Quand une tumeur grosse, grossièrement bosselée, mobile, intrapéritonéale s'est lentement développée dans la cavité abdominale et, quand cette tumeur
d'une part est délimitable du côté du bassin, ou du
moins peut être facilement soulevée hors de cette cavité,
et que, d'autre part, les limites de la tumeur vers le

foie ou l'estomac sont reconnaissables, et qu'on peut reconnaître sa continuité avec ces organes.

2. Quand, en même temps, le malade se plaint de douleurs ou de sensations anormales du côté de l'estomac avec inappétence continuelle et constipation.

3. Enfin, lorsque l'examen clinique du contenu de l'estomac ne présente aucune anomalie.

Les léiomyomes malins ont-ils des signes cliniques qui leur soient propres?

A part l'état de cachexie avancée dans lequel se présentent les malades, rien n'a été remarqué de particulier dans les observations où ils étaient en cause ; peut-être pourrait-on y songer si la tumeur présentait un accroissement rapide, et surtout si des phénomènes de généralisation se produisaient ; mais aucun observateur clinique n'a encore observé des faits de ce genre.

CHAPITRE V

PRONOSTIC

Les léiomyomes de l'estomac sont, en général d'un pronostic bénin ; la meilleure preuve en est que souvent, douze fois au moins dans nos observations, ils n'ont été que des trouvailles d'autopsie. Dans les autres cas, se manifestent souvent des signes cliniques graves, survenant après un long développement de la tumeur, et causés soit par les lésions de la muqueuse provoquées par un myome interne, soit par les tiraillements et les déformations que produisent sur l'estomac les myomes externes. Les plus dangereux sont les premiers, à cause des hémorragies graves qu'ils peuvent entraîner et des perforations possibles à la suite d'une ulcération de la paroi stomacale. Les myomes externes deviennent graves lorsqu'ils ont atteint un volume très marqué ; ils nécessitent alors des interventions chirurgicales (obs, I, II, XVIII, XIX, XXIV) ; à leur suite, les malades sont morts, sauf le malade de M. Gouilloud, celui d'Eiselsberg et celui d'Hérold.

Un autre facteur de gravité réside dans la nature maligne de la tumeur, entraînant un accroissement rapide des métastases et causant le plus souvent la déchéance de l'organisme (obs. I, II, III, IV).

D'autre part, dans ces tumeurs malignes il existe une échelle de gravité ; les unes subissent un développement considérable sans se généraliser ; les autres se généralisent rapidement. C'est évidemment dans ces derniers cas que le maximum de gravité est atteint.

CHAPITRE VI

TRAITEMENT

Le traitement chirurgical des tumeurs musculaires de l'estomac doit être aussi variable que le siège de ces tumeurs. Voici, d'après Steiner, ce qui semble le plus logique de faire :

I. Myomes internes. — Pour les aborder, la gastrotomie est nécessaire et doit être suivie de l'ablation de la tumeur. Lorsque celle-ci ne siège pas au pylore et qu'elle est pédiculée, le pédicule sera sectionné et on fera une gastrorraphie consécutive ; si le myome est largement implanté, on tâchera de l'énucléer ; lorsque la tumeur se prolonge jusqu'à la séreuse, l'ablation ne pourra se faire qu'en réséquant la portion de la paroi stomacale qui lui correspond. Cette résection devra être suivie de gastrorraphie.

Evidemment, une seule incision de la paroi stomacale ne sera suffisante que dans les cas où la tumeur aura pu être sentie avant gastrotomie ; cette dernière sera alors faite au niveau de son point d'implantation ; autrement, deux brèches seront faites à la paroi, l'une pour l'exploration, l'autre pour l'ablation du néoplasme.

Lorsque la tumeur siège au niveau du pylore, sans déterminer de sténose de l'orifice, on pourra adopter la conduite d'Hérold (obs. XXIV); ce chirurgien, pour une tumeur musculaire de la grosseur d'une noix siégeant au niveau du pylore, fit à son niveau une incision à travers la séreuse ; mais comme le myome allait jusqu'à la muqueuse, il ne put éviter l'ouverture de l'estomac et fut obligé de terminer l'opération par une pyloroplastie. Le malade guérit très bien.

II. Myomes externes. — Ici, l'intervention paraît être plus commode ; elle doit se borner à l'ablation de la tumeur et de la paroi stomacale où elle est implantée.

Lorsque le myome est pédiculé, l'opération se bornera à la section du pédicule et à la suture de la séreuse consécutive. Dans les autres cas qui appartiennent toujours à des néoplasmes implantés sur une zone large et profondément, l'intervention consistera à faire une résection de la paroi stomacale suivie de suture ; mais chez la plupart des malades qui ont eu à la subir, il a fallu en même temps libérer un grand nombre d'adhérences avec les organes voisins, en particulier avec le gros intestin, le côlon transverse surtout. Pareilles interventions ont été rarement pratiquées.

En Allemagne, elle a été tentée quatre fois par Kunze, Erlach, Nicoladoni et Eiselsberg. Il s'agissait, dans ces cas, de tumeurs implantées sur la grande courbure. Elles furent enlevées par le procédé indiqué plus haut.

Sauf celui d'Eiselsberg, les opérés sont morts, celle de Kunze de pneumonie (obs. VI), celle de Nicoladoni (obs. VII) des suites d'une perforation au niveau de la suture du côlon transverse qu'il avait dû réséquer.

En France, nous n'avons trouvé que deux observations d'interventions chirurgicales pour tumeurs musclaires de l'estomac; elles sont dues, la première à MM. Goullioud et Mollard, la seconde à M. Goullioud. Dans la première, l'opération faite par Laroyenne ne put s'attaquer qu'à la tumeur secondaire de l'épiploon; la tumeur stomacale passée inaperçue ne fut reconnue qu'à l'autopsie.

La seconde est de date récente. Le malade était un homme de cinquante-quatre ans entré dans le service de M. Goullioud au mois de juin 1903. Au palper abdominal on sentait, dans la région de la vésicule biliaire, une tumeur allongée plutôt lisse, indolore, qu'on eût pu prendre pour une vésicule biliaire volumineuse, si elle n'avait présenté la dureté d'une tumeur solide. Tout symptôme d'affection hépatique manquait d'ailleurs. L'Intervention décidée fut pratiquée par M. Goullioud.

L'incision fut faite comme pour une tumeur de la vésicule en dehors du muscle droit. Il fallut bientôt la prolonger le long du rebord chondro-costal jusqu'à l'appendice xiphoïde en dessinant ainsi une incision, droite, puis légèrement incurvée, à laquelle M. Goullioud donne le nom d'incision semi-ogivale, n'ayant pas trouvé de terme meilleur pour l'exprimer. La tumeur fut facilement amenée au dehors et on pensa immédiatement qu'il devait s'agir d'une tumeur musculaire de l'estomac, peut-être maligne, et qu'il fallait en faire l'exérèse large. Cette tumeur, du volume d'une tête de fœtus au moins, avait son implantation sur l'extrémité

droite de la grande courbure, près du pylore, et s'était
développée, pour ainsi dire, entre les deux feuillets du
grand épiploon. Elle paraissait être une émanation
directe de la couche musculaire et ne pouvait être bien
enlevée que par une large pylorectomie. Celle-ci fut
faite en dépassant largement l'implantation de la tumeur
et surtout en réséquant toute la portion nécessaire du
grand épiploon, pour bien circonscrire non seulement
la tumeur, mais aussi plusieurs gros ganglions développés dans l'épaisseur de l'épiploon et à sa base.

On termina par une gastro-entéro-anastomose de von
Hacker, rendue un peu difficile par le siège latéral de
l'incision.

Les suites opératoires furent simples et le malade
guérit bien.

CHAPITRE VII

OBSERVATIONS

OBSERVATION I

Cancer musculaire de l'épiploon et de l'estomac (Goullioud
et Mollard. — *Lyon-Médical*, 1889, t. II, p. 543).

Mme E. J..., trente ans, entre dans le service de M. le professeur Laroyenne, le 5 mars 1889, pour une tumeur abdominale.

Réglée à seize ans, elle a toujours eu une menstruation régulière. Mariée à vingt et un ans, elle a eu quatre grossesses,
toutes arrivées à terme. Elles n'ont jamais été suivies d'aucun
accident puerpéral, d'aucune affection utérine ou péri-utérine.
La malade n'a d'ailleurs eu aucune affection antérieure de
quelque importance.

Après son dernier accouchement, 11 octobre 1887, la malade
eut deux nourrissons et fut obligée de suspendre leur allaite-
ment, à cause de son anémie, fin décembre 1888.

Six mois après son accouchement, retour des règles, régu-
lières jusqu'en octobre 1888. A ce moment, elles ont un retard
de trois semaines, puis disparaissent. C'est à ce moment, octobre 1888, que la malade s'aperçut d'une tumeur abdominale.

Depuis cette époque, la tumeur s'est développée progressivement, sans douleur aucune (sans grands symptômes, si ce n'est
une anémie profonde). Jamais de douleur dans le ventre.

Pas de symptômes de grossesse.

Pas de phénomènes de compression.

Au moment de l'entrée de la malade à l'hôpital, la tumeur abdominale remonte à deux travers de doigt au-dessus de l'ombilic et descend jusqu'au détroit supérieur. Elle est extrêmement mobile comme un utérus gravide, bosselée, et les bosselures ne changent ni de situation, ni de forme. Elle a, à peu près, la dureté des fibromes. Quelques-unes des saillies sont plus superficielles et mobiles sur les parties de la tumeur sous-jacente.

Cette tumeur est absolument indolore.

A l'auscultation, ni souffle, ni bruit cardiaque.

Au toucher vaginal, col petit, conique, non ramolli, plutôt abaissé. Le corps de l'utérus est difficilement perçu, mais le cathétérisme (7 cm.) le montre incliné à droite. Le col n'est pas entraîné par les mouvements imprimés à la tumeur, qui plonge peu dans l'excavation. Rien d'appréciable du côté des annexes.

Pas de rapport avec les reins, le foie, la rate, la paroi antérieure de l'abdomen.

Etat général : Pâleur très marquée et amaigrissement, sueurs nocturnes très abondantes ; léger état fébrile (37°,9 à 38°,2). Cependant pas de signe d'affection autre que la tumeur. Rien d'anormal à l'auscultation des poumons ou du cœur, ni constipation, ni diarrhée, ni vomissement, mais de l'anorexie et une digestion difficile qui ne permet à la malade de prendre que du lait ou de petits potages. L'émaciation, la perte progressive des forces, l'anorexie absolue sont exceptionnelles et imposent une intervention immédiate.

Opération : Le 16 mars 1889, par M. le professeur Laroyenne. Incision médiane allant du pubis au-dessus de l'ombilic. On arrive sur la tumeur, qui est tout à fait superficielle et immédiatement en rapport avec le péritoine pariétal. Elle est sillonnée sur sa surface antérieure par d'énormes sinus veineux, que l'on évite avec le plus grand soin.

Aucune adhérence pariétale.

On parvient à énucléer la tumeur à travers l'incision et l'on se rend compte qu'elle s'est développée dans le grand épiploon, et qu'elle a des rapports étendus avec l'estomac et le côlon transverse. Ces adhérences ou plutôt ces points de continuité de l'épiploon avec la grande courbure de l'estomac et le mésocôlon sont très vasculaires. Il faut les sectionner entre deux ligatures ou entre deux pinces hémostatiques. Malgré toutes les précautions, on ne peut éviter une hémorragie de 3oo ou 5oo grammes.

Après avoir sectionné ainsi la base de l'épiploon, le long de la grande courbure de l'estomac, on attaque les adhérences du côlon transverse à la tumeur. Celui-ci est, en effet, couché transversalement sur la paroi postérieure et supérieure de la tumeur dans laquelle il s'est créé une gouttière.

Il est, lui-même, libre d'adhérences avec la tumeur, mais son mésocôlon est appliqué sur elle si intimement qu'il ne saurait en être détaché et l'on est, par suite, amené à faire une large entaille dans le mésocôlon transverse, à poser des ligatures sur le bord même du côlon transverse sur une étendue de 20 centimètres; M. Laroyenne suture ensuite le bord du côlon détaché avec ce qui reste du mésentère.

La malade, très faible avant l'opération, est dans un état de dépression alarmante et l'on se hâte de faire la toilette péritonéale et de faire la suture de la paroi abdominale.

A cinq heures du soir, six heures après l'opération, la malade meurt sans avoir présenté aucun symptôme qu'une très grande faiblesse.

Autopsie. — Pas d'hémorragie intra-péritonéale, pas d'inflammation péritonéale.

Comme avant l'opération, on se rend compte aisément des rapports de la tumeur avec l'estomac et le côlon transverse. Elle avait envahi l'épiploon jusqu'au point où l'épiploon se dédouble pour envelopper ces organes.

Elle était étalée sous la grande courbure de l'estomac et au-devant du côlon transverse.

Près de l'extrémité gauche de la grande courbure, en un point où la tumeur épiploïque était en contact immédiat avec la paroi stomacale sans interposition d'épiploon sain, on sent une tumeur dans la paroi stomacale. L'estomac enlevé et ouvert, on constate, en effet, la présence dans la paroi d'une tumeur molle, étalée, de la largeur d'une pièce de 2 francs, et de quelques millimètres d'épaisseur. Elle est recouverte par une muqueuse mobile, d'apparence saine. Sa face péritonéale paraît aussi normale.

On ne trouve aucune trace de généralisation, ni sur le péritoine, ni au niveau des ganglions lymphatiques, ni sur aucun des organes intra-abdominaux ou intrathoraciques ; le foie, la rate, les reins, les ovaires et l'utérus, les poumons et le cœur sont normaux.

Le côlon transverse que l'on trouve isolé de son mésentère sur une étendue plus considérable que l'on ne l'avait cru pendant l'opération (sur 70 centimètres), est flasque, ratatiné, un peu cyanosé.

Examen de la tumeur : poids = 2,650 grammes. Elle paraît constituée à l'œil nu par du tissu fibro-sarcomateux.

Examen histologique de la tumeur : Dû à l'obligeance de M. Bard.

Fragment de la tumeur épiploïque : à un faible grossissement on aperçoit sur certains points, des faisceaux alternant dont les uns sont coupés en long et les autres en travers. Sur la plus grande étendue de la préparation, ces faisceaux ne présentent aucune irrégularité et le pointillé arrondi l'emporte sur les points fusiformes.

A un grossissement plus fort, on constate que la tumeur est uniquement constituée par des cellules sans interposition d'aucun stroma.

Ces cellules sont à des degrés divers de développement : les plus embryonnaires sont des cellules volumineuses, presque arrondies ou en massues, sans prolongement net ; d'autres sont fusiformes, se terminant en pointe ondulée aux deux extrémités ; à un état plus avancé, elles sont constituées par un protoplasma clair et ont un noyau allongé, multinucléolé, à bord net ; les plus avancées sont encore plus nettement fusiformes, plus longues et présentent une striation longitudinale ; de plus, elles tendent alors à se disposer en faisceaux, en s'accolant étroitement, les extremités des unes correspondant aux ventres des autres.

Un fragment de la tumeur de la paroi de l'estomac présente des caractères identiques ; toutefois, le tissu de celle-ci est en moyenne un peu plus embryonnaire que celui de la tumeur épiploïque.

Dans un point de la tumeur de l'estomac, on retrouve un fragment de la paroi musculaire de l'estomac simplement hypertrophiée.

Il résulte de là que la tumeur est, en somme, constituée par des cellules embryonnaires du type musculaire fasciculé. Le point de départ a eu lieu vraisemblablement dans la tunique musculaire de l'estomac.

Cette tumeur serait appelée très probablement sarcome fusiforme par un grand nombre d'histologistes.

OBSERVATION II

Léiomyome malin de l'estomac développé sur la grande courbure, près du pylore. — Ablation avec pylorectomie. — Ganglions dégénérés. — Guérison. (Goullioud. — Congrès français de Chirurgie, 1903.)

Le nommé Antoine F..., cultivateur, âgé de cinquante-quatre ans, entre le 9 juin 1903, à l'hôpital Saint-Joseph de Lyon, pour une tumeur de l'hypocondre droit.

Son père est mort à soixante-dix ans, sa mère à trente-deux ans, de bacillose pulmonaire.

Personnellement, il n'a jamais eu d'affection grave jusqu'à la maladie actuelle. Cependant, au mois de mai 1902, quelques troubles gastriques apparaissent, caractérisés surtout par des nausées, quelques efforts de vomissements et de l'anorexie ; au mois de mars 1903, un médecin consulté diagnostiqua une maladie de foie et prescrivit sans succès un traitement approprié.

Cependant, le malade n'eut jamais ni coliques hépatiques, ni ictère, ni accès fébrile.

Actuellement, il se plaint toujours de troubles dyspeptiques sans avoir de vomissements; jamais d'hématémèses; il a des alternatives de diarrhée et de constipation.

A l'examen de l'abdomen, on remarque que le ventre est saillant en avant; il est souple et indolore dans la plus grande partie de son étendue.

Mais au palper de l'hypocondre droit, on sent une tumeur dans la région de la vésicule.

Cette tumeur est uniformément dure; elle s'abaisse légèrement dans les mouvements d'inspiration; elle est peu mobile transversalement; elle n'est pas douloureuse à la palpation.

Le foie ne paraît pas augmenté de volume, mais il n'y a pas de zone sonore entre la tumeur et la matité hépatique.

Son volume est au moins celui d'une tête fœtale et l'on penserait à une grosse vésicule, n'était sa consistance dure.

La rate est normale. Les poumons, le cœur, le système ganglionnaire, les reins, le sont également.

Depuis le début de sa maladie, le patient aurait perdu de 6 kilogrammes; il s'est affaibli progressivement; il est triste.

Il s'agit manifestement d'une tumeur et on décide une incision exploratrice pour juger de l'opportunité de son ablation.

Opération. — Le 16 juin 1903. Anesthésie au mélange de Billroth, discontinue sans incident.

A cause du siège de la tumeur, on fait une incision verticale en dehors du grand droit. On trouve une tumeur volumineuse, bosselée, indépendante du foie et des voies biliaires, et qui se laisse facilement extraire de l'abdomen. Elle est adhérente à la grande courbure de l'estomac vers la région pylorique. Elle s'est développée dans l'épaisseur de l'épiploon gastro-colique. La pylorectomie semble indispensable pour en faire l'ablation.

Pour se donner du jour, l'extrémité supérieure de l'incision est prolongée le long du rebord chondro-costal jusqu'à l'appendice xiphoïde; on a ainsi une incision semi-ogivale : car si on faisait une incision analogue du côté opposé, on aurait dessiné une ogive.

On isole le pylore le long de la petite courbure; puis on sectionne le duodénum à 2 ou 3 centimètres de l'orifice pylorique, entre deux pinces à entérectomie.

L'estomac est également sectionné à quatre travers de doigt environ du pylore.

On sectionne l'épiploon à quelques centimètres du bord inférieur de la tumeur entre des pinces-longuettes. Le côlon transverse ne paraît pas plus menacé dans sa vitalité que dans une pylorectomie ordinaire. On ferme en cul-de-sac, à trois plans de sutures, à la soie, soit le duodénum, soit l'estomac.

On achève de libérer et d'enlever la tumeur avant le troisième plan de suture, car la présence de celle-ci rend les manœuvres difficiles.

On termine par une gastro-entéro-anastomose de von Hacker à trois plans de sutures.

Celle-ci est rendue difficile par le siège latéral de l'incision et les tractions que l'on doit faire sur la face postérieure de l'estomac, attiré à travers une boutonnière de ce qui reste du mésocôlon-transverse.

On place une petite mèche de drainage.

L'opération a été longue à cause des difficultés des manœuvres.

L'anesthésie a été en partie suspendue pendant les sutures gastriques ou intestinales.

Suites opératoires : Les suites opératoires ont été très simples.

Deux litres de sérum ont été donnés les deux premiers jours. Le troisième jour, la température rectale atteint son maximum ($38°4$), le pouls monte à 92.

Le cinquième jour, le malade va à la selle après une légère purgation.

Le malade va bien, mais on remarque chez lui une certaine tendance à l'hypocondrie.

16 juillet. — Il part bien guéri.

Revu le 1er octobre, allant bien et ayant pris 4 kilogrammes.

3 février 1904. — Vient consulter M. Goullioud ; le malade craint un retour de sa maladie, parce qu'il a des renvois et des régurgitations acides ou bilieuses.

Mais l'état général est superbe ; le malade pèse 76 kilogrammes,

au lieu de **62** avant l'opération. On ne sent pas d'induration
suspecte.

Bref, aucun signe de récidive.

Examen de la pièce : La tumeur du poids de 580 grammes,
de la dimension d'une tête fœtale, est appendue à la grande
courbure, près du pylore.

A direction verticale, ses deux pôles sont arrondis et lisses ;
la paroi antérieure est assez régulière, mais présente quelques
bosselures ; la paroi postérieure est, au contraire, irrégulière
avec des nodosités saillantes dont l'une a la grosseur d'une noix.

La consistance générale est molle avec quelques points plus
ramollis.

L'aspect extérieur de la tumeur est celui d'un sarcome développé dans l'épiploon et comme inclus dans les feuillets péritonéaux.

Elle est donc libre excepté par son point d'implantation sur la
grande courbure ; à ce niveau et sur une longueur de 7 centimètres, elle paraît émanée de la paroi gastrique.

Les vaisseaux de l'estomac se prolongent sur la tumeur et s'y
étalent en éventail.

La portion réséquée présente du côté de l'estomac une longueur de 5 centimètres sur la petite courbure ; de 12 centimètres
sur la grande courbure ; du côté du duodénum ; 3 centimètres
sur la grande courbure et 1 centimètre sur la petite.

Examinée du côté de la cavité gastrique, la pièce présente une
muqueuse absolument saine, glissant librement sur la tumeur.

Le néoplasme semble donc ne dépendre ni de la muqueuse ni
de la séreuse, mais paraît être une émanation de la couche musculaire.

A la coupe, nous avons l'aspect macroscopique d'un sarcome
(Point insuffisammnt précisé d'ailleurs).

Examen histologique (dû à l'obligeance de M. le Dr Cade).
« Il s'agit d'une tumeur à la constitution de laquelle la muqueuse
gastrique et ses glandes n'ont point pris part. La préparation à
un faible grossissement montre quelques bandes de tissu fibreux
et quelques faisceaux de fibres musculaires lisses. Ces faisceaux,

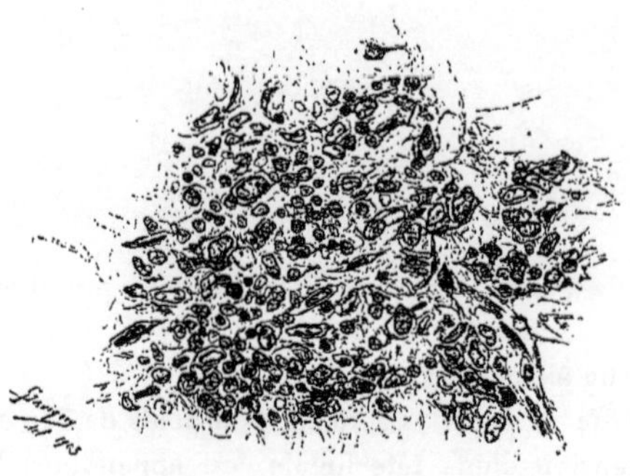

Figure I. — Une des portions de la tumeur dont l'évolution paraît le plus avancée et par conséquent le plus aisément reconnaissable. On voit des cellules très allongées à noyau le plus souvent grêle et lui aussi allongé. Ces cellules forment des faisceaux compacts. Elles offrent une grande ressemblance avec les fibres cellules musculaires lisses. Au milieu d'elles quelques cellules, moins typiques à noyau plus large, parfois arrondi, à corps moins allongé, fusiforme ou irrégulier.

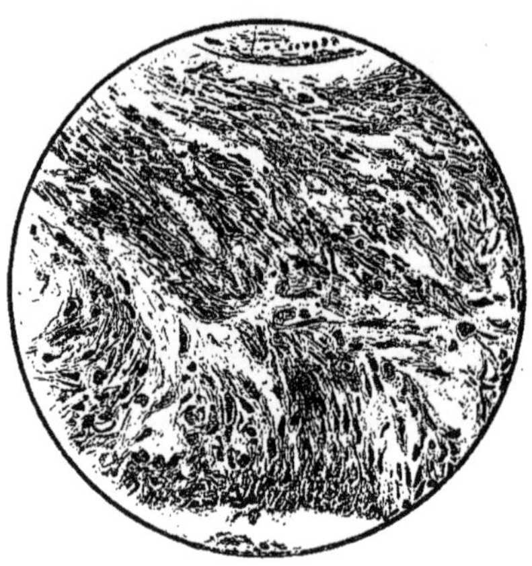

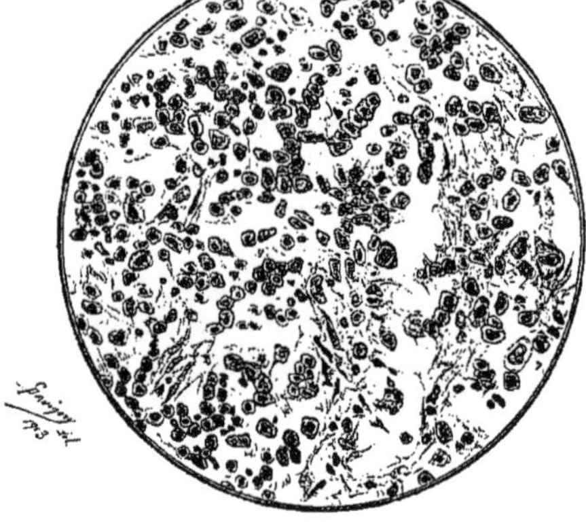

Figure II. — Cette figure représente une portion de la même préparation où le néoplasme est le plus métatypique et a subi des altérations marquées. A ce niveau la nature de la tumeur serait plus difficile à spécifier. Mais il existe entre ce point et celui de la figure précédente des points de transition. A remarquer ici le polymorphisme et le métatypisme cellulaire et musculaire. A remarquer néanmoins l'abondance d'éléments fusiformes parfois très allongés et susceptibles de se réunir en petits fascicules.

Figure III. — *Portion d'un ganglion. — Siège de généralisation néoplasique.*

On remarque au milieu des éléments lymphoïdes du ganglion très clairsemés, de nombreuses cellules néoplasiques réunies ou isolées. Les unes sont arrondies ou polyédriques à noyau central ; les autres sont allongées ou fusiformes, réunies, ou non, par petits faisceaux.

Explication des figures *Les préparations ont été obtenues en suivant la technique habituelle : Fixation par l'alcool, inclusion dans la paraffine, coupes avec le microtome de Minot, coloration par l'hématéine et l'éosine.*

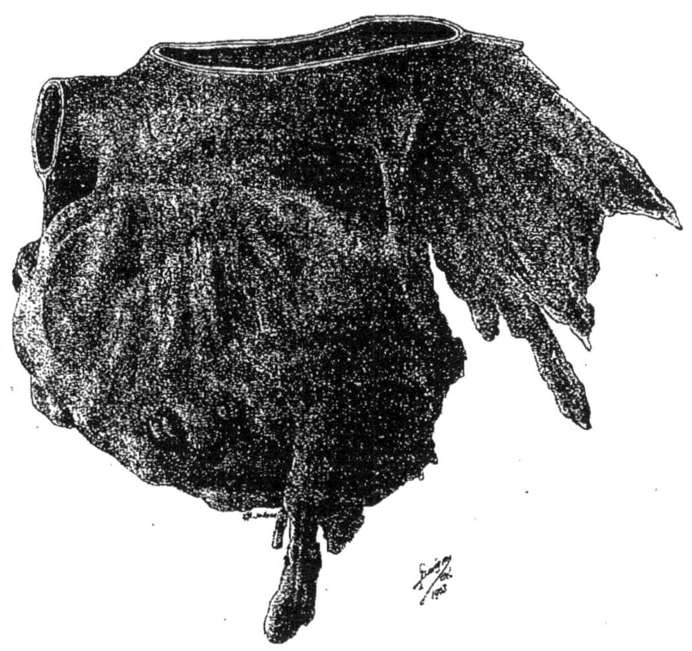

Leiomyome malin de la grande courbure de l'estomac.

peu nombreux, sont situés soit sur les bords, soit vers le milieu
de la préparation, d'ailleurs irrégulièrement répartis et se croisant
sous des angles divers. Dans l'intervalle de ces faisceaux, for-
mant des mailles très volumineuses, règne le tissu néoplasique.
On y constate un amas d'éléments cellulaires, allongés, fusiformes, sans stroma bien appréciable. Il paraît s'agir, à première
vue, d'un sarcome.

« A un examen plus approfondi et à un fort grossissement, on
constate que ces éléments cellulaires sont formés par des cellules
dont l'aspect varie suivant le point de la préparation. Le plus
souvent, on trouve des éléments polymorphes : les uns arrondis,
d'autres, plus nombreux, fusiformes. Ces derniers se réunissent
ordinairement par groupes importants, d'apparence fasciculée.

« Ces cellules fusiformes peuvent rappeler un peu des éléments
musculaires en voie de formation ; de même que leur noyau
allongé peut rappeler celui des fibres musculaires.

« Leur protoplasma se colore en rouge par l'éosine. En certains points ces cellules peuvent se trouver plus ou moins écartées
les unes des autres et l'aspect peut rappeler, d'ailleurs, très vaguement le tissu muqueux. Il semble exister alors une sorte de
stroma granuleux ou vaguement fibrillaire, mais, hâtons-nous
d'ajouter que ce sont là les points les plus altérés et les plus
métatypiques.

« La figure II présente un point très altéré et très métatypique ; les éléments cellulaires et leurs noyaux sont très polymorphes ; mais on y retrouve cependant des cellules fusiformes et
d'autres très allongées, sorte de fibres-cellules. Quant à certains
des éléments arrondis, ils peuvent présenter la coupe transversale d'une des cellules à corps étiré. Il est certain, néanmoins,
que le diagnostic de la nature et de l'origine exactes du néoplasme serait difficile sur le seul vu de points semblables.

« Mais ailleurs (fig. I) et particulièrement au voisinage des
faisceaux de fibres musculaires lisses adultes dont nous avons
parlé et qui traversent, en différents sens, la préparation, on
trouve des points assez bien conservés et beaucoup plus typiques.
On trouve là des éléments cellulaires, fusiformes et fasciculés, à

corps très allongé, à noyaux étirés en bâtonnets. Au milieu de ces faisceaux de fibres cellules vues en long, on rencontre la coupe de certaines cellules qui, de ce fait, offrent un contour arrondi.

« Ces amas d'éléments néoplasiques jeunes et actifs sont situés souvent au contact de vaisseaux sanguins, d'artères dont certaines sont thrombosées.

« Il semble que, par places, la tunique musculaire de l'artère se continue avec les cellules fusiformes néoformées.

« La tumeur provient-elle donc de la tunique musculaire artérielle, ou bien plutôt provient-elle des fibres musculaires lisses de la paroi gastrique ? Je ne saurais trancher la question. En tout cas, on peut noter aussi, en quelques points, des zones qui paraissent établir une transition entre la néoplasie et la musculaire gastrique.

« En somme, j'estime que cette tumeur qui, à un examen superficiel et surtout à l'examen de certains points des préparations pourrait être prise pour un sarcome fusiforme, peut et doit être considérée comme un léiomyome. Ce léiomyome est en général constitué par des éléments non adultes ; la malignité est donc soupçonnable. La preuve de celle-ci paraît être donnée par la généralisation ganglionnaire.

« En effet, l'examen d'un ganglion permet de constater indéniablement l'existence des mêmes éléments cellulaires que dans la tumeur gastrique, avec les mêmes variantes morphologiques, tenant à l'âge de ces éléments, à leur caractère plus ou moins embryonnaire (fig. III).

« *Donc léiomyome avec généralisation ganglionnaire.* »

OBSERVATION III (Résumée).

(Brodowski), Myome malin. — *Un cas de myosarcome exceptionnel de l'estomac avec noyaux secondaires de myosarcome dans le foie (Virch. Arch., LVII, p. 227, 1876).*

Il s'agissait d'un homme de cinquante-sept ans ayant eu dans ses antécédents des fièvres paludéennes, et qui avait une tumeur

A. G.

énorme dans la cavité abdominale. La circonférence du ventre était celle d'une femme enceinte de sept mois. On pouvait sentir une tumeur allongée, obliquement inclinée, dont l'extrémité supérieure se perdait dans l'hypocondre gauche, tandis que l'extrémité inférieure atteignait la fosse iliaque droite De là, le bord inférieur s'étendait de la fosse iliaque au flanc gauche, en passant à trois doigts au-dessous de l'ombilic. Le bord supérieur se perdait dans le bord inférieur du foie et dans le creux épigastrique. La tumeur était peu mobile, sa superficie paraissait lisse, à l'exception d'un point, où l'on marquait une certaine saillie fluctuante ; ailleurs, la consistance était dure. Le professeur Kosinski diagnostiqua une tumeur de l'épiploon en se basant sur l'examen de la sérosité qu'il avait retirée en ponctionnant la partie fluctuante de la tumeur.

Le troisième jour après la ponction, la mort survint par affaiblissement brusque.

A l'autopsie, toute la cavité abdominale est occupée par une tumeur ovale pesant 12 livres ayant de 30 à 40 centimètres de long ; 12 d'épaisseur et 16 centimètres de large. Cette tumeur était en continuité avec la grande courbure de l'estomac disloqué et attiré en bas et était développée entre les deux feuillets de l'épiploon, qui lui adhéraient par places. La tumeur était parsemée de plusieurs grandes cavités, qui renfermaient un liquide, analogue à celui qu'avait donné la ponction pendant la vie. Au point d'insertion de la tumeur sur l'estomac, la muqueuse présentait une ulcération presque large comme la paume de la main, sans communication avec les cavités de la tumeur. La couche musculaire de l'estomac était épaissie dans son ensemble. Cet épaississement augmentait brusquement au voisinage de la tumeur et ses fibres se perdaient en s'élargissant en éventail dans les parties extérieures de la tumeur.

Dans le foie, diminué par compression, il y avait des noyaux de même nature que la tumeur stomacale.

L'examen microscopique révéla que la plus grande partie de la tumeur était formée de fibres musculaires lisses qui, à la coupe, se présentaient sous forme de grains. Les parties plus lâches qui les environnaient avaient par place la forme de cellules fusiformes et par d'autres endroits la forme de cellules fibro-sarcomateuses. La partie sarcomateuse du néoplasme envahissait le tissu cellulaire situé d'ailleurs entre les faisceaux des fibres musculaires lisses.

Les cavités signalées étaient dues à du tissu cellulaire ramolli de cette tumeur mixte.

La constitution des nodules néoplasiques signalés dans le foie ne se distinguait en rien de la constitution de la tumeur de l'estomac. On pouvait seulement trouver dans un plus grand nombre de points les éléments anatomiques du type sarcomateux ; mais ailleurs se présentaient, aussi, sur la coupe, des points presque exclusivement constitués de faisceaux entre-croisés de fibres musculaires lisses.

OBSERVATION IV

Hausemann, Myome malin. — *Sur quelques tumeurs rares de l'estomac (Verhandlungen des Gesellschaft deutscher Naturforscher und Aerzte, t. II, 1896).*

Homme de quarante-trois ans. Les symptômes cliniques étaient ceux d'un cancer de l'estomac avec métastases dans le foie.

A l'autopsie, on trouva dans l'estomac un ulcère à forme de cratère qui, large de trois doigts, commençait au cardia et s'étendait le long de la petite courbure jusqu'à 10 centimètres du pylore. Estomac dilaté. Le foie était parsemé de tumeurs de volume variable, les plus petites ayant le volume d'un grain de chanvre, les plus grosses, celui du poing.

A la coupe, ces tumeurs étaient toutes kystiques, ramollies et renfermaient un liquide clair, jaunâtre, contenant des filaments de matière coagulée. Semblable structure pour deux tumeurs, qui, situées dans les pancréas, adhéraient à l'estomac, et une tumeur grosse comme le poing, développée dans le péritoine dans la région de l'appendice, mais sans aucune liaison avec un autre organe.

D'après cette description, on serait tenté de croire à un cancer avec métastases; mais le ramollissement kystique des tumeurs sans hémorragie est rare dans le carcinome.

Examen microscopique : Indiqua pour toutes les tumeurs la structure du myome.

Hausemann croit qu'aucun doute ne peut subsister sur ce point, que la tumeur primitive était située dans l'estomac, et que les autres tumeurs sont à considérer comme des métastases ; outre cela, les tumeurs présentaient une ressemblance surprenante avec les myomes kystiques de l'estomac.

OBSERVATION V

Vogel, *Icones hist. pathol.*, Tab. VIII, p. 3o, 1843.

A l'autopsie d'un ouvrier de quarante-quatre ans, qui était mort d'une maladie de reins, on trouva sur la petite courbure de l'estomac, près du cardia, un produit pathologique de la grosseur et de la forme d'une amande. Il était situé sous la muqueuse ou plutôt dans la tunique musculeuse. De couleur blanchâtre, il avait à peu près la consistance d'une amygdale à laquelle il ressemblait aussi comme forme. Autour d'elle se trouvait une enveloppe de tissu cellulaire, séparant la tumeur des tissus environnants.

A la coupe, tissu d'un blanc laiteux, entièrement homogène et ayant la même consistance que la superficie. Ce tissu était friable, ne se laissant pas étirer comme le tissu conjonctif, ni s'étaler sans se rompre.

Structure histologique. — On aperçoit au microscope dans la masse décortiquée de très nombreux noyaux cellulaires avec corpuscules, puis des fibres isolées, très tendres, assez larges et étendues en longueur, dont plusieurs possédaient aussi des noyaux cellulaires. Les fibres du tissu conjonctif manquaient entièrement.

Après traitement de la préparation par l'acide acétique, les fibres larges devenaient plus pâles, disparaissaient peu à peu presque entièrement et les noyaux ressortaient plus clairement. En prolongeant l'examen, on se rendait compte que les fibres larges, parfaitement identiques aux fibres musculaires lisses, placées parallèlement à côté l'une de l'autre, constituaient la tumeur entière. Mais les fibres n'étaient pas très distinctement marquées, ni nettement délimitées. Le tout était excessivement mou, et par places avait l'apparence d'un « Blastem amorphe » non encore développé en fibres.

Dans quelle direction étaient disposées les fibres ? Etaient-elles concentriques, circulaires, parallèles à la superficie de la tumeur, ou de direction indéterminée, on ne peut le définir à cause de son excessive mollesse.

OBSERVATION VI

*(Kunze, Viener klin. Wochensch, 1895
Zur Kasuistik des Myomes des Magens).*

« Le cas suivant, qui donna lieu à une opération à l'hôpital de Dresde, m'a été transmis par le médecin de l'hôpital. »

T... K..., cinquante-deux ans. Entre à l'hôpital le 15 mars 1887.

Souffre depuis quatorze ans de douleurs à l'estomac. Ces douleurs se présentent par accès et sont comparées par le malade à des sensations de brûlures.

Il y a quatre ans, s'est développée dans la région ombilicale une tumeur, dont le volume a augmenté progressivement. Au moment de l'apparition de la tumeur, les douleurs qui avaient été peu intenses pendant quelques années devinrent plus violentes, avec irradiations dans les hypocondres et les fosses iliaques. Elles survenaient par accès irrégulièrement et leur intensité était telle que le malade faisait des contorsions.

Ces douleurs diminuèrent beaucoup pendant la semaine qui précéda l'entrée à l'hôpital.

Anorexie et constipation depuis plusieurs années; pas de vomissements ni de hoquets; les douleurs étaient absolument irrégulières et indépendantes de l'ingestion des aliments.

État actuel. — Le malade est amaigri, mais non cachectique.

Palpation. — On sent près de l'ombilic, au-dessous de la paroi, une tumeur de la grosseur du poing, bosselée, se déplaçant dans tous les sens. Les contours sont arrondis, bien délimités, la consistance est ferme.

Percussion. — Donne sur la tumeur un son tympanique assourdi et, à côté, un son tympanique clair.

Diagnostic. — L'absence de tout symptôme du côté de l'estomac fit exclure l'idée d'une tumeur de l'estomac, aussi ne fit-on aucune recherche relativement à la digestion. Comme rien n'était observé du côté de l'intestin, la tumeur fut regardée comme une tumeur de l'épiploon.

Opération. — Le 19 mars 1887. Après désinfection complète, incision médiane sur la tumeur, à gauche de l'ombilic. Après ouverture du péritoine, apparaît une tumeur très bosselée, ferme, richement vascularisée, présentant sur sa face antérieure un appendice gros comme une plume d'oie, se dirigeant vers la région du côlon descendant.

Après résection de cet appendice, la tumeur est refoulée en haut pour laisser voir le côlon transverse ; on se rend compte qu'il n'y avait aucune relation entre eux, mais que la tumeur sortait de l'estomac, au voisinage du cardia. L'estomac a subi une torsion vers le bas, la face antérieure s'est retournée en avant et en bas. Après avoir recouvert l'incision abdominale avec de la gaze sublimée et avoir dégagé la tumeur, on fixe une pince de Kocher à la paroi de l'estomac, puis après avoir dégagé la tumeur un peu plus, on place une deuxième pince de Kocher tout

à fait sous la première ; section de ce qui se trouvait au-dessus
de la pince.

L'estomac se montre alors ouvert sur une étendue de 10 centimètres ; peu d'hémorragie. L'intérieur de l'estomac ne se laisse
pas voir. Après hémostase, l'estomac est soumis à un examen
minutieux, qui fait découvrir dans le voisinage du cardia une
tuméfaction sous-véreuse, arrondie, semblable à un ganglion
qui fut extirpé (a été malheureusement perdu).

Suture de la plaie. D'abord suture muco-muqueuse avec des
aiguilles droites et une voie très fine. 27 points de suture sont
nécessaires, ainsi que 26 points de suture dans la tunique musculeuse et la séreuse et 31 dans le péritoine. Ablation de la pince
de Kocher ; la suture ne saigne pas. Après séchage à fond de la
cavité abdominale avec de la gaze sublimée, on la ferme avec
18 points de suture. Pansement.

Après l'opération.

Premier jour. — État très satisfaisant. Pas de vomissements.
Pas de fièvre, ni de douleurs. Trois fois X gouttes de teinture
d'opium.

Deuxième jour. — Pas de changement, un peu de bouillon et
de vin.

Troisième jour. — Bouillon avec œuf ; un peu de lait et de
vin.

Quatrième jour. — Biscuit trempé dans du lait et soupe
claire.

Pendant les six premiers jours, l'état du malade est le meilleur
possible. Pourtant, quoiqu'il n'y ait ni souffrance ni fièvre, il
fait à la fin de la première semaine l'impression d'être déprimé.
Il ne se remet pas, comme les opérés, qui n'ont pas de fièvre.
Le huitième jour, sans frisson préalable, le pouls et la température montent. On change le pansement le lendemain. Aucune
infection. A l'auscultation du poumon, on trouve à gauche et en
bas, sur une région mate un souffle tubaire ; la matité occupe
trois travers de doigt. Le malade est traité par des enveloppe-
ments froids, des excitants et 5 milligrammes de morphine le soir.

Douzième jour. — Matité aussi du côté droit.

Mort le quinzième jour. (Pneumonie).

Autopsie.

Cœur anémié, petit, sans particularités.

Poumons. — Lobe gauche, la partie inférieure et moyenne du lobe droit sont hépatisés.

Estomac. — La fermeture des tuniques était solide. Pas d'inflammation péritonéale. A l'intérieur de l'estomac, aucune trace visible de suture.

Description de la tumeur extirpée. — Consistance assez ferme. Beaucoup de sang. Longueur : 10 centimètres. Épaisseur : 10 centimètres. Largeur : 7 centimètres. Poids : 251 grammes. Forme ovoïde, aplatie légèrement. Superficie très fortement bosselée. Les grandes bosselures présentent à leur tour un grand nombre de petites bosselures ; toutes sont hémisphériques. La tumeur est recouverte d'une membrane épaisse, blanchâtre. Toutes les faces offrent un aspect pareil, avec des lobules graisseux. Par places, la membrane est détachée de la tumeur et laisse voir un tissu d'apparence conjonctive. A la coupe, la tumeur paraît composée d'un entre-croisement confus de fibres grises et rouges. A l'intérieur, la formation de bosselures, comme celles qui ressortent à la superficie, est peu sensible. Les fibres sont dirigées dans les sens les plus divers ; tantôt elles possèdent un aspect spongieux prononcé, donnant à certaines parties de la tumeur l'apparence d'un angiome; par endroits, au contraire, on a l'aspect d'une tumeur épaisse du tissu conjonctif.

Les bosses qui font saillie à la surface sont séparées dans la tumeur par de courtes bandes de tissu conjonctif peu apparent, puis les masses se fondent de nouveau.

Le centre de la tumeur est très vascularisé.

Examen microscopique.— Un faible grossissement fait découvrir un épais entre-croisement de fibres musculaires. A un grossissement plus fort, on voit que les fibres se composent de cellules caractéristiques des fibres musculaires lisses.

Dans les intervalles, on voit du tissu conjonctif très clair par endroits, plus riche en d'autres,

Diagnostic. — Après ces examens macroscopique et microscopique surtout, la tumeur fut considérée comme un léiomyome sous-séreux.

OBSERVATION VII

Eppinger, *Myome externe de l'estomac.* (*In* Steiner : *Beitrage zur klinischen Chirurgie*, 1898.)

En février 1896, on reçut à la clinique chirurgicale du professeur Nicoladoni un malade qui avait dans l'abdomen une tumeur plus grosse qu'une tête d'homme. La tumeur fut extirpée après laparotomie. Le patient mourut huit jours après l'opération, à cause de l'insuffisance de la suture du côlon transverse.

Autopsie (professeur Eppinger). — On constate sur la paroi antérieure de l'abdomen une plaie de laparotomie fermée Dans la cavité abdominale, exsudat purulent englobant l'intestin. Au centre de la grande courbure de l'estomac, on voit une suture, entièrement fermée. La muqueuse du tube digestif ne présente pas de modifications.

Diagnostic. — Péritonite purulente.

Examen de la tumeur extirpée. — La tumeur plus grosse qu'une tête d'homme, qui apparaît fixée à la grande courbure de l'estomac a 14 centimètres de longueur et 26 de largeur. Forme ovale allongée, surface irrégulièrement bosselée. La consistance est molle. A une coupe pratiquée au sommet de la tumeur, on reconnaît que celle-ci se compose, d'une partie de beaucoup la plus grande s'étendant vers l'extérieur, et d'une autre plus petite composée de deux bosselures, et qui repoussant la muqueuse stomacale, fait saillie dans l'intérieur de l'estomac. La tumeur entière est partout recouverte par la séreuse. Le tissu même de la tumeur est fibreux, de nuance rouge clair, avec çà et là des bandes brillantes et blanchâtres (bandes de tissu conjonctif).

Examen microscopique. — L'examen au microtome de congélation indiqua déjà qu'il s'agissait d'un myome proprement dit.

La tumeur fut ensuite durcie dans une solution de formol à 10 pour 100 et dans l'alcool. Dans des fragments pris à la périphérie de la tumeur, on reconnut la présence de tissu musculaire proprement dit, disposé en faisceaux avec des noyaux fusiformes caractéristiques, à côté de tissu conjonctif fibrillaire en assez grande quantité. Dans les parties plus centrales, se trouvent des fibres musculaires isolées et du tissu conjonctif lâche, non disposé en fibres, entre ces fibres, se remarquent des masses de transsudation, avec noyaux, qui, par endroits, sont entièrement refoulé le tissu.

Il existe de très nombreuses hémorragies, les unes très petites, les autres occupant tout le champ de l'instrument. Ces hémorragies paraissent composées ou bien seulement de globules sanguins, ou bien forment des masses de pigment. Quelques-uns de ces foyers étaient visibles à l'œil nu.

Au niveau du point de la tumeur qui fait saillie dans l'estomac, les éléments de la muqueuse présentent des signes évidents d'atrophie. L'épithélium est détruit, les glandes sont perceptibles par endroits. La muscularis mucosæ est mince, à peine reconnaissable, la couche musculaire circulaire interne forme avec la séreuse une enveloppe qui recouvre la tumeur ; la musculaire longitudinale externe est appréciable seulement à la paroi de l'estomac qui touche à la tumeur ; elle se perd dans la masse de celle-ci.

D'après cet examen, on voit facilement qu'il s'agit ici d'un fibromyome de l'estomac, qui doit être compté parmi les plus grands qu'on ait observés jusqu'ici.

Il partait de la grande courbure, région qui doit être regardée comme la région de prédilection de ces sortes de tumeurs. De ce qu'une partie, bien que très peu importante faisait saillie dans l'intérieur de l'estomac, on peut en tirer une preuve que la différence entre les myomes internes et les myomes externes du tube digestif n'est pas toujours bien nette.

OBSERVATION VIII

Morgagni, *Myome de l'estomac* (?) (*in* Steiner).

A l'ouverture de l'estomac on aperçut une tumeur presque ronde, du poids d'une livre, fixée au centre de la paroi postérieure de l'estomac. La surface externe de la tumeur était inégale et parsemée de petites tubérosités blanchâtres. L'intérieur était en partie blanc jaunâtre, en partie rouge sang à cause de la présence de nombreux vaisseaux. La tumeur était en général si dure qu'on pouvait la confondre avec un squirrhe. Elle ne communiquait pas avec l'estomac, celui-ci, rougeâtre à l'intérieur, était constitué partout comme un estomac sain, même dans la partie qui correspondait avec la tumeur sur une largeur de trois doigts. Les autres tuniques de l'estomac étaient complètement saines. Dans la région de la tumeur se voyaient de nombreux vaisseaux, dont l'un une veine, paraissait sortir de la tumeur et se dirigeait le long de la paroi inférieure de l'estomac.

OBSERVATION IX

Sangalli (*in* Steiner) *Myome de l'estomac.*

Autopsie d'une femme de quarante-huit ans. A la surface externe de l'estomac au voisinage du pylore se trouve une tumeur pédiculée, piriforme, de la grosseur d'un petit œuf de poule à surface légèrement bosselée, recouverte par le péritoine, dure et crépitante au toucher.

A la coupe, tissu blanchâtre, peu humide, peu riche en vaisseaux, semblable à du tissu de fibrome utérin. Au microscope, se composait en grande partie de tissu fibreux, mélangé à de nombreuses fibres musculaires organiques.

OBSERVATION X

Förster, *Un cas de myome de l'estomac.*
(*Semaine Médicale de Vienne*, p. 131, 1858.)

La tumeur avait à peine 4 millimètres de diamètre. Sortait de
la tunique musculeuse, mais faisait saillie à l'intérieur en repoussant devant elle la muqueuse. Elle se composait uniquement de fibres musculaires. lisses. Elle fut trouvée par hasard
par Hasse dans une autopsie.

OBSERVATION XI

(Virchow, *Les tumeurs*, t. III).

Chez un individu mort de tuberculose du poumon, du cer-
veau, des reins et du foie, on trouva tout à fait sous le cardia,
près de la petite courbure, une tumeur ovale mamelonnée, de
6 centimètres de longueur, presque 3 de hauteur et, au centre,
4 centimètres de largeur.

Elle était développée par la muqueuse, mais au centre elle
présentait un sillon transversal, où se trouvait une ouverture
arrondie, conduisant dans une cavité en forme de datte, de
2 cm. 6 de longueur, 1 centimètre de hauteur, 1 cm, 8 de largeur.
La paroi de la tumeur était assez unie, et recouverte, non de
muqueuse, mais d'un tissu conjonctif épais.

A la coupe, on voyait clairement que la cavité était située
dans la sous-muqueuse, et que son fond était séparé de la
tunique musculeuse par une couche fibreuse.

La tunique musculeuse était à cette place très épaissie ; elle
entourait la cavité aux trois quarts sur une épaisseur de 8 millimètres à 2 centimètres, comme une masse blanche, très dure,
à aspect fibreux. Au microscope cette masse se composait
presque entièrement de fibres musculaires lisses.

OBSERVATION XII (Virchow).

Au centre de la grande courbure de l'estomac, vers la paroi inférieure, se trouve une tumeur, hémisphérique de 5 cm. 5 de diamètre, s'avançant dans la cavité abdominale, et ayant fait des-
cendre fortement l'estomac. Extérieurement, elle formait une
ampoule, fortement tendue, légèrement fluctuante, qui, ouverte
donna un liquide sanguinolent, et dont la paroi, passablement
mince, offrait à l'intérieur un aspect un peu feutré, en partie à cause
d'anciens dépôts de caillots décolorés, en partie à cause de légères inégalités du tissu lui-même. Dans cette cavité en forme
de croissant, faisait saillie, venant de la paroi de l'estomac, une
masse, irrégulièrement bosselée, assez molle à la surface.

A la coupe de cette tumeur, tissu dense grossièrement lobé et
fibreux, faisait saillie vers la surface muqueuse de l'estomac. Au
milieu de cette saillie, se trouvait une dépression en entonnoir,
où manquait la muqueuse, ailleurs intacte.

La partie ferme de la tumeur se composait à l'intérieur de
tissu musculaire presque pur. A l'extérieur, vers la cavité, infiltration de tissu interstitiel avec cellules rondes et cellules
en fuseau, s'étant par places tellement développé qu'il n'y avait
plus de cellules musculaires.

OBSERVATION XIII (Virchow).

Dans un deuxième cas, tumeur se trouvant presque exactement à la même place. La face antérieure est recouverte en
partie par la base de l'épiploon — forme sphérique. Diamètre :
6 centimètres. Assez unie extérieurement; faiblement bosselée
çà et là ; d'un aspect blanchâtre, tachée de brun par endroits.
Elle est attachée à un pédicule d'à peine 1 centimètre de largeur
et 3 à 4 centimètres d'epaisseur, formé par la tunique muscu-

leuse de l'estomac. La muqueuse est à cet endroit fortement
tirée en entonnoir, mais sans solution de continuité, et sans
altération.

A la coupe, l'intérieur de la tumeur est ferme partout; l'aspect est assez irrégulier; dans une moitié, cet aspect est presque
complètement hémorragique ; on voit du sang coagulé, épaissi,
en partie décoloré, infiltré dans des faisceaux d'un tissu très
ferme; çà et là, apparence jaune graisseuse ; dans une autre
moitié, aspect spongieux, analogue à celui d'un goitre ancien.
De fortes trabécules blanches, parsemées par endroits de pigment brun jaunâtre, traversent la masse, enfermant dans leurs
mailles un tissu assez lâche, tantôt blanchâtre, tantôt rougeâtre
ou brunâtre.

Examen microscopique. — Beaucoup de pigment granulé. Le
tissu proprement dit se compose presque partout de grosses cellules fusiformes, avec de forts noyaux, et de la substance inter-
cellulaire, faiblement fibreuse ; çà et là, on voit des cellules rondes assez volumineuses. Des fibres musculaires évidentes se
trou vaient seulement vers la base et la périphérie.

OBSERVATION XIV

(Laboulbène *(in* Steiner).

Quatre myomes de la grosseur d'un haricot dans un estomac.
Consistance ferme et un peu élastique. Se composaient de fibres
tendres, qui, par endroits, étaient onduleuses et présentaient de
petits renflements noueux.

OBSERVATION XV

Picenti *(in* Steiner).

Décrit deux tumeurs sphériques de l'estomac avec noyaux
myomateux.

OBSERVATION XVI

Niemeyer, *Néoplasmes de l'estomac* (séance de la Société de médecine de Hambourg, 1890). *Deutsch. med. Wochensch.* n⁰ 42, 1890.

Niemeyer présente un léiomyome de l'estomac.

Cette tumeur s'était développée chez un homme de soixante-cinq ans. Ce malade avait longtemps souffert de violentes douleurs dans la région stomacale ; fut porté à la clinique sans connaissance.

Autopsie. — On trouve sur la paroi de l'estomac une tumeur pédiculée, à forme de rein, de la grosseur d'une petite pomme ; cette tumeur avait donné lieu à une hémorragie si violente que le malade succomba peu de temps après.

OBSERVATION XVII

Pernice, *Sténose du pylore par léiomyome.*
(In Steiner).

Homme de soixante-quinze ans, très déprimé, cachectique, se plaint de douleurs d'estomac, qui durent, dit-il, depuis cinq jours. Ballonnement faible de l'abdomen, avec signes évidents d'un liquide se déplaçant.

Le malade quitta l'hôpital dans cet état. Il y revient après quatre semaines, encore plus amaigri, se plaignant de renvois acides et de vomissements avec sensations de brûlures.

Mort deux jours après.

Diagnostic : Carcinome.

Autopsie. — L'estomac est diminué dans la région pylorique et faiblement dilaté dans la région du cardia.

Au voisinage du pylore, sur la paroi supéro-antérieure, on

aperçoit une tumeur ovoïde, de la grosseur d'un petit œuf de poule, longue de 6 centimètres, large de 4 centimètres. Son grand axe est parallèle au pylore.

Elle est recouverte extérieurement par la séreuse épaissie, à l'intérieur par la muqueuse.

Soulevée jusqu'à la paroi de l'estomac, située vis à-vis, au point de fermer complètement le pylore. Consistance molle.

Structure fibreuse.

Dans la région de la tumeur, la muqueuse est rude, couverte de papilles et présentant clairement un aspect mamelonné ; sur la petite courbure, on voit une perte de substance, dont la base est formée par l'épiploon ; une semblable à gauche de la tumeur.

Dans la partie gauche, dilatée de l'estomac, l'épaississement de la paroi est moindre.

A la partie antérieure de la grande courbure se trouve un polype de 3 centimètres de long.

Histologiquement, la tumeur du pylore présentait la structure d'un léiomyome. Le tissu conjonctif dans la tumeur même était rare, ce qui explique la consistance molle de la tumeur. A son niveau, voici les modifications que présentaient les diverses couches de la paroi de l'estomac ; l'épithélium muqueux est presque tout détruit ; les glandes ont disparu et sont remplacées par du tissu conjonctif. La *muscularis mucosæ* est infiltrée ; la sous-muqueuse est également épaissie et traversée de vaisseaux à parois épaisses ; la musculeuse est hypertrophiée et infiltrée de petites cellules rondes.

OBSERVATION XVIII

Erlach, *Myome de l'estomac*. (Rapport à la Société
de médecine de Vienne.)
(*In* Steiner).

Femme de trente-trois ans ; depuis deux ans, elle avait remarqué par hasard dans le côté gauche du ventre, une tumeur sphérique, légèrement mobile, de la grosseur du poing, qui depuis avait rapidement grossi. A part de légères douleurs d'estomac, que la malade comparait à des crampes, elle se portait bien ; elle était seulement inquiétée par la grosseur de la tumeur abdominale.

Etat actuel. — Le bas-ventre est fortement dilaté par une tumeur de la grosseur d'une tête d'homme ; s'avance en bas jusqu'à deux doigts de la symphyse ; en haut, jusqu'à une main au-dessus de l'ombilic. Son diamètre le plus grand est disposé obliquement. Sa surface est unie et semble divisée en deux parties par un sillon oblique. La consistance est généralement dure, mobile.

La percussion sur la tumeur donne un son creux ; lorsqu'on a relevé la tumeur, on constate au-dessus de la symphyse un son tympanique. L'utérus est indépendant de la tumeur.

Opération. — Après ouverture suffisante de l'abdomen apparaît la tumeur remplissant en grande partie la cavité abdominale.

La surface est recouverte d'une membrane mince, friable, analogue à une séreuse.

Elle adhère, sur une étendue de 5o centimètres, à la petite courbure de l'estomac, qui est fortement étiré. Pour la dégager, on sépare d'abord la membrane, très vascularisée, qui recouvre la tumeur et qui est regardée comme le feuillet antérieur du petit épiploon ; elle est ensuite détachée de la petite courbure, et dégagée du feuillet postérieur. L'estomac est tellement étiré en longueur par la tumeur qu'il paraît à peine plus large qu'un gros intestin normal.

Examen de la tumeur. — Poids = 54oo grammes. Plus grosse qu'une tête d'homme. Se compose d'une partie plus grande, semblable à un boulet aplati, et d'une partie plus petite, de la grosseur d'un poing d'homme. Forme ovoïde. La tumeur est aux deux tiers de consistance ferme, fluctuante pour le reste. La surface de la première partie est recouverte par le feuillet antérieur de l'épiploon, la deuxième partie n'est pas recouverte par le péritoine. La première était située devant l'estomac et le côlon transverse, la petite derrière, de sorte que la petite courbure formait la limite entre les deux. A la coupe, la tumeur, dans sa partie ferme, se compose de tissu fibreux, dur, avec petits lobes, et pour le reste, de tissu flasque et très œdématié.

Examen microscopique. La tumeur se compose de fibres musculaires lisses et s'est développée en sortant du système musculaire de l'estomac, en partie entre les feuillets du petit épiploon.

OBSERVATION XIX

Eiselsberg, *Fibromyome de la paroi de l'estomac. (Archiv. für klin. Chir.* LV, p. 599, 1897).

Femme de trente ans, pas de maladies antérieures. Avait après les repas une sensation d'air voulant s'échapper de l'estomac, sans que le vomissement s'ensuivît.

Augmentation du volume du ventre et apparition d'une tumeur dure. On trouve dans la région hypogastrique une tumeur hémisphérique, de la grosseur d'une tête d'homme, faisant saillie en avant.

Cette tumeur est évidemment intrapéritonéale et s'étend jusqu'à la symphyse. La surface est dure et unie. Se laisse déplacer par côtés et en haut. A la partie supérieure adhère une deuxième tumeur, de la grosseur du poing.

Diagnostic : Tumeur de l'ovaire.

Opération : Montre que la tumeur était rattachée à la grande courbure, à laquelle elle adhérait sur une surface plus large qu'une assiette.

Poids = 5500 grammes. Se compose d'un certain nombre de bosselures séparées par des étranglements. La plus grosse a le volume d'une tête d'homme ; la plus petite la grosseur d'une noisette. Au centre de la première se trouve un noyau de la grosseur d'une pomme, bien circonscrit, gris jaunâtre, mou.

L'examen microscopique de la masse principale indique un fibro-myome ; le noyau mou doit être considéré comme un fibrosarcome. Dans le voisinage de la tumeur, la tunique musculaire de l'estomac a disparu. La tumeur paraît donc être sortie du tissu conjonctif sous-muqueux.

Préparations du musée anatomo-pathologique de Gratz
(*in* Steiner).

OBSERVATION XX

(Myome polypeux de l'estomac, n° 981)

Tumeur de 4 centimètres de long, 3 cm. 5o de large, avec un pédicule de 2 centimètres de long, 1/2 de large. Cette tumeur était fixée à la grande courbure de l'estomac et faisait saillie dans l'intérieur de celui-ci.

La surface paraît unie et recouverte par la muqueuse, de couleur blanchâtre. Une coupe centrale montre que la tumeur se compose d'un tissu homogène à fibres serrées. Le point de l'estomac d'où part le pédicule semble tiré vers l'intérieur, en forme d'entonnoir. L'examen microscopique montra que la tumeur se composait de fibres musculaires lisses, entre lesquelles se trouvait un peu de tissu conjonctif.

OBSERVATION XXI

Myome de l'estomac. N° 1977.

Chez une femme de quatre-vingt-deux ans, tumeur de la grosseur d'une noix à la grande courbure de l'estomac. Elle adhère par une base de 3 cm. 5o à la paroi externe de l'estomac et est revêtue par la séreuse. Surface en grande partie unie ; çà et là, quelques bosselures. Coloration blanc rougeâtre ; consistance assez ferme ; parsemée de cavités à parois irrégulières et d'anfractuosités. Au microscope, fibres musculaires lisses sans ordre, aussi bien dans le sens de la longueur qu'obliquement, et séparées par des fibres de tissu conjonctif extraordinairement abondantes.

OBSERVATION XXII

Myome externe de l'estomac, préparation n° 2678.

Tumeur de la grosseur du poing ; 1 centimètre de longueur ; 8 centimètres de largeur, adhère sur une longueur de 2 cm. 5o à la paroi externe de l'estomac, correspondant à l'extrémité supérieure de la grande courbure revêtue par la séreuse ; surface en grande partie unie, bosselée çà et là. A une coupe transversale, on reconnaît à l'œil nu que la base de la tumeur se perd dans le système musculaire longitudinal ; les autres couches de la paroi stomacale, étirées en forme d'entonnoir, se perdent dans la base même de la tumeur.

Le tissu de la tumeur est blanchâtre, taché de rouge brun. En général, tissu fibreux ; pourtant, entre les trabécules fibreuses, se trouvent des cavités, dont quelques-unes atteignent la surface de la tumeur et se continuent avec les bosselures superficielles déjà mentionnées. En raison de ce fait, la tumeur présente par endroits un aspect spongieux.

A l'examen macroscopique même, on découvre de larges vaisseaux.

Examen microscopique. — Tissu musculaire lisse, disposé en faisceaux longitudinaux ou transversaux. Les fibres du tissu conjonctif sont plus abondantes à la périphérie qu'au centre.

OBSERVATION XXIII

Kemke, *Un cas mortel de myome de l'estomac (Mitteilungen aus dem Hamburger Staatskrankenamtalten, 1897,Heft. 1).*

La préparation provenait du cadavre d'une femme de soixante-dix ans, qui avait été apportée mourante à l'hôpital. La malade n'avait jamais présenté de symptômes du côté de l'estomac ou de l'œsophage. Huit jours avant son entrée à l'hôpital, survint une hématémèse violente, qui se répéta deux fois dans la journée.

. Refus de nourriture et extrême faiblesse.

L'examen de l'abdomen était très difficile à cause de l'agitation de la malade et une extrême sensibilité de l'abdomen.

Aucune tumeur palpable. Le diagnostic ne put être fait ; on exclut le cancer de l'œsophage à cause de l'absence de signes de sténose les varices de l'œsophage, puisque aucune cirrhose du foie n'était appréciable ; il n'y avait pas de signes d'anévrisme aortique, ni de signes certains de carcinome stomacal.

Autopsie. — On trouve, adhérente par une large base à la petite courbure de l'estomac et saillant dans la cavité stomacale, une tumeur longue de 10 centimètres, large de 8 centimètres, à consistance, tantôt ferme, tantôt molle ; à l'examen microscopique, on reconnut que la tumeur était un myxomyome.

OBSERVATION XXIV

Herhold, *Un cas de myome de l'estomac (Deutsche Med. Wochenschrift, 1898).*

Femme de trente-sept ans ; souffrait depuis trois ans de vomissements qui survenaient immédiatement après les repas et cessaient souvent pour reparaître ensuite avec d'autant plus de violence. Traitée pour une inflammation du bas-ventre. Organes de la poitrine normaux.

L'inspection et la palpation ne font reconnaître aucune tumeur indiquant un rétrécissement du pylore. Dilatation de l'estomac modérée. Abdomen normalement sensible, tous les aliments sont rejetés. Les matières vomies ont une réaction fortement acide, on y trouve de l'acide chlorhydrique libre. Vu les anamnestiques, on admet qu'une bride péritonéale reste d'une inflammation passée, étranglait l'estomac dans le voisinage du pylore, le tiraillait et occasionnait les vomissements.

Opération. — Incision de 12 centimètres dans le ventre. Après avoir relevé l'estomac, on sentit au pylore une tumeur de la grosseur d'une noix. On chercha à extirper la tumeur de la paroi du pylore par une incision de 4 centimètres à travers la séreuse. Mais on ne put éviter l'ouverture du pylore, car la tumeur atteignait la muqueuse et repoussait celle-ci dans l'orifice. La tumeur fut extraite avec peine de la tunique musculeuse.

Guérison de la plaie après dix jours. L'alimentation commença au dixième jour.

Pas de vomissements. Après sept mois, la malade a augmenté de 17 kilogrammes.

Examen microscopique.— Faisceaux irrégulièrement disposés de fibres musculaires lisses.

OBSERVATION XXV

Cornil, *Fibromyome pédiculé de l'estomac.*
(Société anatomique de Paris, 1863.)

Un gros polype, du volume du pouce et long de 8 centimètres, était implanté au voisinage du pylore ; poussé par les contractions de l'estomac, il s'était engagé à travers l'orifice pylorique et s'avançait jusqu'au milieu de la première portion du duodénum. La muqueuse qui le recouvrait était épaissie et semée d'un grand nombre de petits kystes visibles à l'œil nu. La masse centrale était surtout composée de tissu fibreux.

OBSERVATION XXVI

Fibromyome de l'estomac.
Bouveret, *Traité des maladies de l'estomac*, p. 482.

« Récemment, à l'autopsie d'une femme âgée, j'ai trouvé, au voisinage du pylore, une petite tumeur sous-muqueuse, dure, d'aspect fibreux, parfaitement circonscrite, du volume d'une noisette, tout à fait comparable à un petit corps fibreux de l'utérus. Elle était composée, à peu près parties égales, de faisceaux de tissu fibreux et de gros faisceaux de fibres musculaires lisses. »

OBSERVATION XXVII

Poirier, *Fibromyome et spasme du pylore (Semaine médicale,* 1903). (Communication à la Société de Chirurgie de Paris : 26 février 1902.)

J'ai eu l'occasion de soigner une femme qui avait été considérée par de nombreux collègues comme atteinte d'un cancer du pylore. Je fis une laparotomie exploratrice, qui ne me permit pas de constater l'existence d'une tumeur du côté de l'estomac, du duodénum ou du foie : il s'agissait d'un spasme du pylore, dont je pus faire la discision ; je remarquai alors, sur la face antérieure du pylore, une élevure du volume d'une petite noisette, dont je fis l'ablation ; l'examen histologique a montré que c'était un fibromyome pur. La guérison a été obtenue rapidement et les troubles digestifs ont complètement disparu.

CONCLUSIONS

I. Il existe des tumeurs de l'estomac, constituées par du tissu musculaire lisse, qui se développent soit dans sa cavité (myomes internes), soit à l'extérieur (myomes externes).

II. L'existence de ces tumeurs a été révélée le plus souvent dans des autopsies, mais souvent aussi au cours d'interventions chirurgicales sur des malades porteurs de volumineuses tumeurs abdominales, opérations qui permirent de reconnaître leur point de départ stomacal.

III. L'anatomie pathologique démontre que les myomes internes sont en général de petit volume, qu'ils peuvent déterminer de l'obstruction des orifices, des ulcérations de la muqueuse et même des hémorragies mortelles. Les myomes externes sont capables de devenir très volumineux et de déterminer par leurs tiraillements de graves désordres dans la conformation de l'estomac.

IV. Ces tumeurs prennent leur origine dans la

tunique musculaire de l'estomac et non dans les éléments musculaires des vaisseaux.

V. Au point de vue microscopique, les unes sont constituées par des fibres musculaires lisses adultes, ce sont des myomes bénins, les autres contiennent à côté d'éléments adultes, un grand nombre d'éléments embryonnaires, on doit les considérer comme des myomes malins.

VI. Cette malignité est encore prouvée par la possibilité d'une généralisation soit aux ganglions, soit aux divers organes, et par un affaiblissement marqué de l'état général.

VII. Ces myomes malins ne sont pas des myomes dégénérés en sarcomes, mais de véritables cancers musculaires lisses, constitués exclusivement de cellules musculaires jeunes ou adultes, sans cellules dites sarcomateuses.

VIII. Cliniquement, les myomes internes, quand ils se révèlent, peuvent produire ou des hémorragies ou des phénomènes de sténose, simulant de cette façon l'ulcère ou le cancer de l'estomac. Les myomes externes forment en général de volumineuses tumeurs abdominales, dont il est difficile de reconnaître le point de départ stomacal.

IX. Le diagnostic de ces tumeurs, qui n'ont aucun signe caractéristique, a été dans tous les cas impossible à faire.

X. Le traitement consiste dans l'ablation chirurgicale de la tumeur et de la partie de l'estomac, sur
laquelle elle est implantée.

INDEX BIBLIOGRAPHIQUE

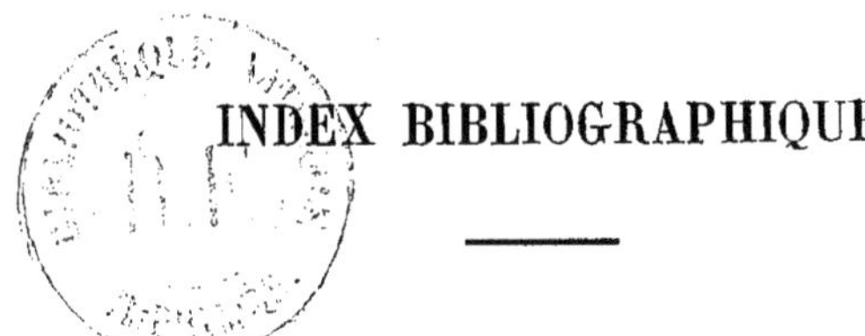

Vogel, *Icones hist. pathol.*, tab. VII, p. 3o, 1843.

Förster, Ein Fall. von Myom des Magens *(Wiener med. Wochenschr.*, p. 131, 1858).

Cornil, *Société anatomique de Paris*, 1863.

Virchow, *Traité des tumeurs, Myomes de l'estomac.*

Brodowski, Ein ungeheures Myosarcom des Magens Nebst sekundären Myosarcomen der Leber *(Virch. Arch.,* Bd. LVII, p. 227, 1876).

Goullioud et Mollard, Cancer musculaire de l'estomac et de l'épiploon *(Lyon médical,* 1889, t. II, p. 545).

Niemeyer, Leiomyom der Magens *(Deutsche med. Wochensch.,* n° 52, 1890).

Kunze, Zur Kasuistik des Myome des Magens *(Wiener klin. Wochensch.,* 1895).

Morpurgo, Ueber sarkomahnliche und Maligne Leiomyom *(Zeitsckrift für Heilkunde,* 1895).

Hanssmann, Ueber einige seltene Geschwülster des Magens *(Verhandlungen des Gesellschaft deutscher Naturforscher und Aerzte,* t. II, 1896).

Babes und Nanu, Ein Fall von Myosarcom des Dünndarms *(Berlin. klin. Wochensch.,* 1897).

Bouveret, *Traité des maladies de l'estomac,* p. 482, 1893.

Von Eiselsberg, Zur Kasuistik der Resektionen und Enteroanastomosen am Magen-Darmkanal *(Archiv für klin Chir.,* Bd. LV, Heft. 3, p. 599, 1897).

Kemke, Ueber einen tödlichen Fall von Myoma ventriculi

(Mitteilungen aus dem Hamburger Staatskrankenans-talten, 1897. Heft. 1.

Herhold, Zur Kasuistik der Myomes des Magens *(Deutsche med. Wochenschrift*, 1898).

Floersheim, Les myomes du tube digestif *(Revue générale de clinique et de thérapeutique*, 1896, p. 174).

H. Schlesinger, *Zeitsch. f. klin. Med.*, 1897.

M. Steiner, Ueber Myomes des Magen-Darmkanals *(Beiträge zur klinischen Chirurgie*, 1898 (travail important).

Noll, *Die Leiomyome des Magen-Darmkanals.* (Arb. aus dem path. *Inst. der Univers. Würzburg*, 1901).

Cohen, Beitrag zur Histologie der Magen und Uterus Myome, *(Virchow's Arch.* Bd. CLVIII).

Poirier, Fibromyome et spasme du pylore *(Semaine méd.*, p. 75, 1902).

Zironi, Un caso di fibro-leiomyoma dello stomaco *(la Riforma medica*, 27 nov. 1902).

Paviot et Bérard, Du cancer musculaire lisse en général et sur celui de l'utérus en particulier *(Archives de méd. expérimentale*, 1897).

Devic et Gallavardin, Contribution à l'étude du léiomyome malin avec généralisation viscérale *(Revue de chirurgie*, 1901, p. 282).

Goullioud, Seizième Congrès de chirurgie, Paris, 1903, p. 357.

Tripier, *Traité d'anatomie pathologique générale.*

Le Dentu et Delbet, *Traité de chirurgie.*

Bard, *Précis d'anatomie pathologique.*

TABLE DES MATIÈRES

Lyon. — Imp. A. Rey, 4, rue Gentil. — 36598.